Band 13, Heft 3, September 1997

Chirurgische Gastroenterologie

mit interdisziplinären Gesprächen

Hauptthema

H. H. Schild, Bonn
(Hrsg.)

Bildgebende Diagnostik und interventionelle Therapie in der Viszeralchirurgie

Eingeladene Beiträge
Interdisziplinäres Gespräch

Weitere Rubriken

Originalarbeiten
Minimal invasive Chirurgie
Prä- und postoperative Therapie
Industrieforum
Buchbesprechungen

KARGER

Chirurgische Gastroenterologie
mit interdisziplinären Gesprächen

Band 13, Heft 3, September 1997

Bibliographischer Hinweis:
Die Zeitschrift ist in der Excerpta-Medica-Datenbank EMBASE indexiert.

S. Karger · Medical and Scientific Publishers · Basel · Freiburg · Paris · London · New York · New Delhi · Bangkok · Singapore · Tokyo · Sydney

Die Zeitschrift erscheint dreimonatlich: pro Jahr erscheint 1 Band zu je 4 Heften. Bezugspreis für Jahrgang 13, 1997: DEM 195.– / SFr 153,– einschließlich MwSt., zuzüglich Postgebühren. Der Abonnementpreis ist im voraus zahlbar. Das Abonnement der Zeitschrift läuft weiter, wenn es nicht spätestens 4 Wochen vor Abschluß eines Bandes abbestellt wird.

Abonnementbestellungen können bei jeder Buchhandlung oder direkt beim Verlag aufgegeben werden:

Bundesrepublik Deutschland:
S. Karger GmbH,
Lörracher Str. 16 a,
D-79115 Freiburg,
Telefon (07 61) 45 20 70,
Fax (07 61) 4 52 07 14,
Postgiro München
614 40-808

Übrige Länder
S. Karger AG,
Allschwilerstr. 10,
Postfach,
CH-4009 Basel,
Tel. (0 61) 3 06 11 11,
Fax (0 61) 3 06 12 34,
E-Mail Karger@Karger.ch

Anzeigen: S. Karger
Verlag für Medizin und Naturwissenschaften GmbH,
Lörracher Str. 16 a, D-79115 Freiburg, Tel. (07 61) 45 20 70.
Gültig ist die Preisliste Nr. 6 von 1. Januar 1996.

Verlagsleitung und presserechtlich verantwortlich:
Sibylle Hopf
Redaktionsassistenz: Dr. Hannelore Tenckhoff
Anzeigenverwaltung: Christiane Opitz
Produktionsleitung: Georg Brunner

Herstellung: druckhaus köthen GmbH
Friedrichstraße 11/12, D-06366 Köthen/Anhalt

ISBN 3-8055-6485-6

KARGER

© 1997 S. Karger GmbH, Freiburg
Fax (07 61) 4 52 07 14
http://www.karger.ch

Chirurgische Gastroenterologie
mit interdisziplinären Gesprächen

Inhalt · Contents

Band 13, Heft 3, September 1997 — Vol. 13, No. 3, September 1997

Fax (07 61) 4 52 07 14
http://www.karger.ch

Chirurgische Gastroenterologie
mit interdisziplinären Gesprächen

Inhalt · Contents

Band 13, Heft 3, September 1997 | Vol. 13, No. 3, Septembre 1997

KARGER

Fax (07 61) 4 52 07 14
http://www.karger.ch

Chirurgische Gastroenterologie
mit interdisziplinären Gesprächen

Editorial

Chir Gastroenterol 1997;13:173–174

H. Schild
M. Vahlensieck

Was gibt es Neues in der gastroenterologischen Röntgendiagnostik und interventionellen Therapie?

Die Endoskopie hat die radiologische Hohlorgandiagnostik im Laufe der Jahre zwar zahlenmäßig in den Hintergrund gedrängt, kann sie aber bekanntermaßen nicht ersetzen. So ist in 10–18% der Fälle eine Endoskopie nicht oder nur inkomplett durchführbar. Darüber hinaus entzieht sich der größte Teil des Dünndarmes der Beurteilung durch gängige Endoskopieverfahren und wird weiterhin primär radiologisch abgeklärt.

Die Erfassung von Motilitätsstörungen und funktionellen Beschwerden ist Domäne der radiologischen Verfahren. Die zunehmend verbreitete Videofluoroskopie erlaubt eine zuverlässige Analyse der Abläufe beim Schlucken im pharyngo-ösophagealen Übergangsbereich. Weiter distale Ösophagusmotilitätsstörungen können mit dem normalen «Barium-Breischluck» unter Röntgenkontrolle nur unzureichend erfaßt werden. Das vielerorts noch durchgeführte radiologisch kontrollierte Schlucken von röntgenpositiven oder -negativen Festkörpern ist nur wenig sensitiv.

Eine deutliche diagnostische Verbesserung hat der sogenannte Reisbreischluck gebracht: Eine Mischung aus gekochtem Reis und Barium wird unter Durchleuchtung geschluckt und die Passagezeit durch den Ösophagus gestoppt. Eine wiederholte Passagezeit von über 20 s ist als pathologisch zu werten. Im Vergleich zu anderen Verfahren bringt diese Technik einen Zugewinn bzw. eine Klärung der Diagnose in über 40% der Fälle [1].

Die Schleimhautmorphologie des Gastrointestinaltraktes wird auch heute weiterhin radiologisch am besten durch die Standardverfahren mittels Doppelkontrast untersucht. Veränderungen, die in der Darmwand selbst gelegen sind bzw. über die Darmwand hinausgehen, lassen sich computertomographisch erfassen. So hat sich die Computertomographie (CT) auch in der Abklärung gastrointestinaler Erkrankungen etabliert und dazu geführt, daß ansonsten seltene Krankheitsbilder heute häufiger präoperativ diagnostiziert werden, wie z. B. die Torsion von Appendices epiploicae [2, 3].

Das CT-Staging gastrointestinaler Tumoren gelingt mittlerweile mit hoher Genauigkeit, wie auch im Artikel von Oberstein und Thelen in dem vorliegenden Themenheft dargelegt wird. Zur Beurteilung der Wandveränderungen bei Tumoren des Gastrointestinaltraktes erwies sich Wasser als luminales Kontrastmittel den sonst üblichen Kontrastmitteln als teilweise überlegen. Die Anwendung hat aber auch Nachteile, so daß sich die Wasserfüllung bislang lediglich zum lokalen Staging des Rektumkarzinoms etabliert hat. Hier konkurriert die CT allerdings mit dem transrektalen Ultraschall, der eine genauere Differenzierung der Darmwandschichten erlaubt [4, 5].

Mit der Spiral-CT (und auch mit der Magnetresonanztomographie = MRT) ist es möglich, Datensätze zu erheben, die eine beliebige Bildrekonstruktion auch in anderen Ebenen erlauben. Durch besondere Rechenalgorithmen können die Daten so präsentiert werden, daß die innere Darmoberfläche in der Aufsicht dargestellt wird. Man erhält Bilder wie bei einer Koloskopie/Endoskopie [6]. Nachteile der CT- oder auch MR-Endoskopie sind die fehlende Beurteilung der Schleimhautfarbe und auch die unmögliche Differenzierung, z. B. zwischen einem Tumor und einer Restverschmutzung. Klinische Relevanz besitzt die Methode der virtuellen Endoskopie bislang nicht. Ob sie sich etablieren kann, bleibt sehr fraglich.

Seit Einführung der Spiral-CT hat sich auch die Sensitivität und Spezifität für die Diagnostik ischämischer Enteritiden bzw. Kolitiden verbessert. Embolische/thrombotische Verschlüsse größerer darmversorgender Gefäße lassen sich durch i. v. Kontrastmittel-Bolusgabe und Spiral-CT zuverlässig erfassen. Hauptstammverschlüsse, sowohl der Arteria wie auch der Vena mesenterica superior, sind stets diagnostizierbar. Auf eine orale Kontrastmittel-Gabe sollte bei CT-Untersuchungen mit der Frage nach einer intestinalen Perfusionsstörung verzichtet werden, da aus dem so beurteilbaren Kontrastmittel-Verhalten der Darmwand auch Rückschlüsse auf periphere Durchblutungsstörungen gezogen werden können. Für die direkte Darstellung von Verschlüssen kleinerer Gefäße ist jedoch die Angiographie (DSA) weiterhin das zuverlässigste Verfahren.

Auch zur Lokalisierung von ansonsten unklaren Blutungsquellen bei gastrointestinalen Blutungen ist sie weiterhin das genaueste Verfahren, wenn auch die Methode nicht selten ohne diagnostisches Ergebnis bleibt. Eine Verbesserung der diagnostischen Ausbeute der DSA wird durch Verwendung von gasförmigem Kohlendioxid als Kontrastmittel erzielt [7].

KARGER

Prof. Dr. H. Schild, PD. Dr. M. Vahlensieck
Radiologische Universitätsklinik Bonn
Sigmund-Freud-Straße 25
D-53105 Bonn

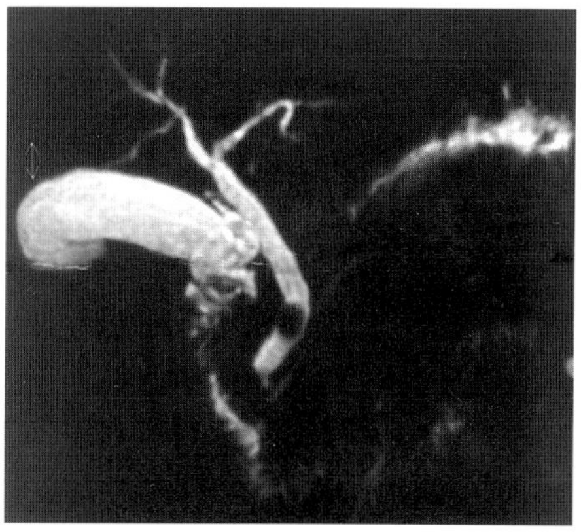

Abb. 1. MR-Cholangiozystogramm. Turbo-Spinecho. Cholangioektasie bei Choledocholithiasis.

Über angiographisch-interventionelle Ansätze bei gastrointestinalen Durchblutungsstörungen wird vielfach berichtet, so auch über die lokale Lysetherapie bei thromboembolischen Verschlüssen der Arteria mesenterica superior; das Verfahren ist dennoch keinesfalls als etablierter Standard anzusehen. Demgegenüber hat die Embolisation bei gastrointestinalen Blutungen – zur präoperativen Stabilisierung oder auch als Versuch einer permanenten Therapie – mittlerweile einen festen Stellenwert [8].

Ebenfalls über das Stadium der klinischen Erprobung ist der transjuguläre intrahepatische Stent-Shunt hinaus. Neben der ansonsten therapierefraktären Ösophagus-/Magenfundus-Varizenblutung haben sich auch therapierefraktärer Aszites und das hepatorenale Syndrom als Indikationen etabliert.

Die MRT mit modernen Untersuchungssequenzen ist mittlerweile das genaueste nichtinvasive Verfahren zur Diagnostik und auch Differentialdiagnostik von Leberraumforderungen. Durch Einführung leberspezifischer Kontrastmittel wird eine weitere Verbesserung erwartet. Aufgrund erheblicher Fortschritte auf der gerätetechnischen Seite ist aber fraglich, ob der erhoffte diagnostische Zugewinn tatsächlich so eindrucksvoll ist wie initial erwartet.

Das sensitivste – allerdings invasive – Verfahren zur Erfassung von Leberraumforderungen ist derzeit noch die Spiral-CT der Leber mit einer Kontrastmittel-Gabe über einen arteriellen Katheter, der in die A. mesenterica superior oder die A. lienalis plaziert wird. Die Methode wird an unserer Klinik routinemäßig vor Leberresektionen angewendet. Nachteilig ist, daß in bis zu 15% der Untersuchungen falsch-positive Befunde gesehen werden, was durch atypische venöse Drainage von Magen und Gallenblase in das portalvenöse System bedingt ist.

Für die bildgebende Diagnostik des Pankreas werden neben der Sonographie sowohl CT als auch MRT eingesetzt. Der Nachweis von Pankreastumoren gelingt mittels der MRT besser als mit der herkömmlichen CT. Verglichen mit der Spiral-CT ist die MRT aber nach derzeitigem Kenntnisstand nicht überlegen. Zwar wird seit einiger Zeit versucht, mittels MRT auch den Ductus pancreaticus vergleichbar einer endoskopisch retrograden Darstellung abzubilden, die Ergebnisse sind aber bislang nicht befriedigend, wenn auch besser als mit der CT.

Mittels Spiral-CT lassen sich ebenfalls die Gallenwege nach i.v. Gabe eines gallengängigen Kontrastmittels dreidimensional darstellen. Das Verfahren hat sich allerdings aus verschiedenen Gründen nicht etablieren können. Verantwortlich ist neben der erforderlichen Kontrastmittel-Gabe unter anderem die schwierige bis unmögliche Abgrenzung insbesondere kleinerer Konkremente in den Gallenwegen. Im Gegensatz dazu gelingt die Darstellung der Gallenwege mittlerweile mit Hilfe der MRT auch ohne Kontrastmittel-Gabe so gut, daß die Bilder vielfach mit der endoskopisch-retrograden Darstellung konkurrieren können (Abb. 1). Inwieweit die diagnostische endoskopische retrograde Darstellung durch die MRT ersetzt werden kann, müssen zukünftige Studien zeigen.

Literatur

1 Schwickert HC, Schadmand-Fischer S, Klose P, Staritz M, Ueberschaer B, Thelen M: Motilitätsstörungen des Ösophagus – Diagnostik mit dem Reisbreischluck. Fortschr Rontgenstr 1993;159:511–517.

2 Puylaert JB: Right-sided segmental infarction of the omentum: Clinical, US, and CT findings. Radiology 1992;185:169–172.

3 Rao PM, Rhea JT, Novelline RA, McCabe CJ, Lawrason JN, Berger DL, Sacknoff R: Helical CT technique for the diagnosis of appendicitis: Prospective evaluation of a focused appendix CT examination. Radiology 1997;202:139–144.

4 Osti MF, Scattoni F, Pirolli C, Sbarbati S, Tombolini V, Meli C, Enrici RM: Comparison between transrectal ultrasonography and computed tomography with rectal inflation of gas in preoperative staging of lower rectal cancer. Eur Radiol 1997;7:26–30.

5 Sudakoff GS, Gasparaitis A, Michelassi F, Hurst R, Hoffmann K, Hackworth C: Endorectal color doppler imaging of primary and recurrent rectal wall tumors: Preliminary experience. AJR 1996;166:55–61.

6 Vining DJ, Teigen EL, Stelts D: Experience with virtual endoscopy in 20 patients. Radiology 1995;197:514.

7 Textor HJ, Wilhelm K, Strunk H, Schüller H, Schild HH: Diagnostik intraabdomineller Blutungen mit CO_2 als Kontrastmittel. Fortschr Rontgenstr 1997;166:51–53.

8 Görich J, Brambs HJ, Allmenröder C, Roeren T, Brado M, Richter GM, Kauffmann GW: Zum Stellenwert der Embolisationsbehandlung bei akuten Blutungen. Fortschr Rontgenstr 1993;159:379–387.

Chirurgische Gastroenterologie
mit interdisziplinären Gesprächen

Hauptthema · Main Theme

Chir Gastroenterol 1997;13:176–185

G. Layer
H. H. Schild

Radiologische Klinik der Universität Bonn

Radiologische Diagnostik von Lebertumoren

Schlüsselwörter
Computertomographie (CT) · Portal kontrastverstärkte CT (CTAP) · Hepatozelluläres Karzinom · Leber (Hämangiom, Metastase, Tumor, Zyste) · Magnetresonanztomographie (MRT) · Ultraschall

Key Words
Computed tomography (CT) · CT during arterial portography (CTAP) · Hepatocellular carcinoma · Liver (hemangioma, metastasis, tumor, cyst) · Magnetic resonance imaging (MRI) · Ultrasound

Zusammenfassung
Im Rahmen der radiologischen Diagnostik herdförmiger Leberveränderungen stehen untersuchungstechnisch Ultraschallverfahren, Computertomographie (CT), Magnetresonanztomographie (MRT), Angiographie, portal kontrastverstärkte CT (CTAP) und schnittbildunterstützte perkutane Biopsie zur Verfügung. Als Screeninguntersuchung mit hinreichender diagnostischer Sicherheit beim Inzidentalom des nichtonkologischen Patienten können die Ultraschallverfahren gelten. Beim Malignompatienten ist als weiterführende Diagnostik die MRT zu empfehlen. Die CTAP mit Angiographie der leberversorgenden Gefäße ist bei geplanter chirurgischer Therapie unverzichtbar und wird durch MRT- und CT-gesteuerte Biopsie ergänzt. Die Angiographie spielt im Rahmen der Diagnostik heute weitgehend nur noch zur Abklärung der Lebergefäßversorgung vor Operation bzw. im Rahmen der Katheterapplikation vor CTAP eine Rolle. Im Einzelfall kann eine Kavographie zum Nachweis oder Ausschluß eines Tumoreinbruchs in die untere Hohlvene indiziert sein.

Summary
Examination techniques for the diagnosis of focal liver diseases are ultrasound, computed tomography (CT), magnetic resonance imaging (MRI), angiography, CT during arterial portography (CTAP) and imaging-guided percutaneous biopsy. Sonographic examinations are safe enough for the screening of nononcologic patients. For patients with known or suspected malignant tumor, MRI is the best noninvasive imaging modality. Angiography and CTAP are necessary before surgical interventions. Angiography is only needed to verify normal variants in liver feeding vessels, to guide catheter application for CTAP and seldomly for diagnostic causes in small metastases of endocrinologically active tumors. Liver biopsies were guided effectively by ultrasound, CT, or MRI.

Einleitung

Der Nachweis oder Ausschluß von fokalen Leberläsionen gehört zu den häufigsten radiologischen Fragestellungen. Die Notwendigkeit einer sensitiven und spezifischen Nachweismethode von insbesondere malignen Lebertumoren ergibt sich aus den in den letzten Jahren deutlich verbesserten chirurgischen Therapiemöglichkeiten. Die 5-Jahres-Überlebensrate nach Operation wurde von etwa 10 auf 40% gesteigert [1–3]. Ziele der bildgebenden radiologischen Diagnostik von Lebertumoren sind die Läsionsdetektion, die Läsionscharakterisierung und die Aufdeckung von Begleiterkrankungen bei fokalen Leberveränderungen. Wichtigste Aufgabe der präoperativen radiologischen Diagnostik bleibt es, unnötige oder zum Mißerfolg verurteilte Eingriffe zu verhindern [4].

Um die Vielzahl der heute zur Verfügung stehenden radiologischen Techniken in ihrer Wertigkeit einzuordnen, muß untersucht werden, welches Verfahren mit welcher Sicherheit Zahl, Lokalisation und Ausdehnung von fokalen Leberprozessen erfaßt, welche Aussage über die Dignität der Veränderungen mit Hilfe des Verfahrens getroffen werden kann und welche Begleiterkrankungen wie Aszites, Pfortaderthrombose, Cholestase, Leberzirrhose oder organüberschreitendes Wachstum bei Malignomen durch das dia-

KARGER

Fax (07 61) 4 52 07 14
http://www.karger.ch

PD Dr. G. Layer
Radiologische Klinik
Universität Bonn
Sigmund-Freud-Straße 25
D-53127 Bonn

gnostische Verfahren miterfaßt werden können. Aus der Aussagekraft der einzelnen Untersuchungstechniken sollte sich ein stufendiagnostischer Plan für die Abklärung des Inzidentaloms der Leber ableiten lassen.

Radiologische Verfahren

Im Rahmen der radiologischen Diagnostik herdförmiger Leberveränderungen stehen untersuchungstechnisch Ultraschallverfahren, Computertomographie (CT), Magnetresonanztomographie (MRT), Angiographie und schnittbildunterstützte perkutane Biopsie zur Verfügung. Die transabdominale Ultraschalluntersuchung wird durch Farbdopplerverfahren und intraoperativen Ultraschall ergänzt.
Computertomographische Abklärungen können neben der nativen Untersuchungsserie intravenöse Kontrastverstärkung bei sequentieller Untersuchung oder dynamischem Scan oder portale Kontrastverstärkung nach indirekter Mesenteriko- bzw. Splenoportographie beinhalten.
Im Rahmen der MRT werden noch immer eine Vielzahl von technischen Verfahren diskutiert, wobei insbesondere die Einsatzmöglichkeiten von Kontrastmitteln derzeit besonders intensiv untersucht werden. Neben Spinecho-, Gradientenecho- und Turbo-Spinechoverfahren werden unterstützend MR-Angiographie oder MR-spektroskopische Techniken herangezogen. Über die Grundlagen der bis heute gestesteten MRT-Sequenzen und ihre Ergebnisse kann im Detail im vorliegenden Rahmen nicht berichtet werden. Hierzu muß auf die speziellen Studien verwiesen werden [5–25].
Die Arteriographie spielt im Rahmen der Diagnostik heute lediglich noch zur Abklärung der Lebergefäßversorgung vor Operation bzw. im Rahmen der Katheterapplikation vor portal verstärktem CT eine Rolle. Im Einzelfall kann eine Kavographie zum Nachweis oder Ausschluß eines Tumoreinbruchs in die untere Hohlvene indiziert sein.
Die radiologische perkutane Biopsie stellt ein wenig komplikationsträchtiges Verfahren der definitiven Abklärung von Lebertumoren dar, das bei einer Erfolgsrate von über 90% häufig operative Eingriffe verhindern kann [26, 27]. Alle genannten Schnittbildverfahren werden regelmäßig zur Lokalisationsunterstützung bei der bioptischen Abklärung unklarer Leberrundherde eingesetzt. In Fällen von hepatozellulären Karzinomen (HCC) bei Verdacht auf Leberzirrhose kann das nicht tumorös befallene Leberparenchym via transjugulärer Biopsie angegangen werden, um die Zirrhose und damit die Inoperabilität des Patienten zu sichern [28]. Dies empfiehlt sich insbesondere bei schlechter Blutgerinnungskonstellation.

Fokale Leberveränderungen

Bei den herdförmigen Leberveränderungen muß zwischen benignen und malignen Tumoren unterschieden werden. Häufigster benigner Tumor ist das Leberhämangiom, welches in Autopsien mit einer Häufigkeit von 0,35–7,3% angegeben wird [29].
Leberzysten als dysontogenetische Mißbildungen sind häufige Zufallsbefunde, insbesondere bei der sonographischen Untersuchung der Leber, werden jedoch nur in unter 1% bei autopsierten Patienten nachgewiesen. Neben den infolge einer dysplastischen bzw. hyperplastischen Gangdeformität enstandenen einkammerigen solitären oder dysontogenetischen blanden Zysten müssen bei zystischen Prozessen die parasitäre Zystenbildung (insbesondere *Echinococcus cysticus*), das Caroli-Syndrom mit zystischer intrahepatischer Gallengangsdilatation in Assoziation mit Steinbildung und der Leberabszeß differenziert werden.
Weitere gutartige Lebertumoren stellen die fokal noduläre Hyperplasie und das Leberadenom dar, wobei beim Leberadenom eine Entartungsmöglichkeit und häufigere hämorrhagische Komplikationen zu beachten sind [30].
Differentialdiagnostisch müssen zu den benignen Herdveränderungen der Leber auch der Pseudotumor bei fokaler Steatose und fokaler Nonsteatose sowie der Regeneratknoten im Rahmen der Leberzirrhose gerechnet werden.
Häufigster Lebertumor überhaupt ist die Lebermetastase, die etwa 90% aller herdförmigen Leberläsionen im Rahmen der radiologischen Diagnostik ausmacht [31]. Dagegen spielen die primären Lebermalignome des HCC und des cholangiozellulären Karzinoms in unseren Breiten zahlenmäßig keine Rolle. Allerdings sollte berücksichtigt werden, daß in Teilen Asiens und Afrikas das Leberzellkarzinom der häufigste Tumor überhaupt ist. Der Anteil des HCC im Rahmen der primären Lebermalignome beträgt etwa 80%, während cholangiozelluläre Karzinome die überwiegende Zahl der übrigen Tumoren ausmachen und Angiosarkome, Lymphome und leukämische Infiltrate Raritäten im Rahmen der Diagnostik darstellen.

Sonographische Diagnostik

Echographisch hinreichend sicher nachweisbar sind blande Zysten, die das typische Bild eines runden echoleeren einkammerigen Gebildes ohne Wandstruktur mit dorsaler Schallverstärkung und lateralem Schallschatten zeigen.
Differentialdiagnostisch abzugrenzen bleiben die sehr seltenen Fälle von echofreien Metastasen, die in 1–2% aller Metastasen beobachtet werden und in diesen Fällen nicht von Zysten differenzierbar sind [32]. Bei der Echinokokkose, bei der die Serologie in etwa 90% der Fälle positiv ist, hilft der Nachweis von Tochterzysten, Wandverkalkungen und partiell soliden Anteilen differentialdiagnostisch in der Regel weiter. In der Differenzierung des Leberabszesses von der blanden Zyste ist das klinische Bild richtungsweisend.
Ebenfalls geringe differentialdiagnostische Probleme bereitet sonographisch das typische Leberhämangiom bei fehlender Malignomanamnese. Leberhämangiome sind insbesondere bei kleineren Herden in etwa 90% der Fälle rundlich echoreich mit scharfer Abgrenzung gegenüber dem Leberparenchym [31]. Beim Patienten mit bekannter Malignomanamnese ist der sonographische Nachweis des typischen Hämangiombildes nicht ausreichend, es sei

denn, es läge eine weit vor die Zeit der Tumorentdeckung reichende Verlaufsbeobachtung mit identischem Befund vor. Ansonsten ist die echoreiche Metastase bei diesen Patienten sonographisch gegenüber dem Hämangiom nicht abgrenzbar.

Als seltene Differentialdiagnose des umschriebenen echoreichen Herdes der Leber muß die fokale Steatosis hepatis bedacht werden, als deren Ursache eine fokale Minderperfusion diskutiert wird. Sonographisch ist in dieser Region die verfettete Leber im Vergleich zur Umgebung echoreich. Als differentialdiagnostische Hilfe gegenüber der echoreichen Metastase bzw. dem Leberhämangiom sind die geometrische oder winkelförmige Konfiguration der Veränderungen zu erwähnen.

Häufiger als die umschriebene Steatose weist man sonographisch die umschriebene Nonsteatose nach, wobei die homogene Echovermehrung des Leberparenchyms bei Steatosis hepatis insbesondere im linken Leberlappen, in der Subkapsulärregion, in gallenblasennahen Leberabschnitten sowie im Periportalraum kleine dreieckförmige Aussparungen aufweist. Pathophysiologisch ist auch hier eine vaskulär-nutritive Genese der Veränderungen durch experimentelle Untersuchung wahrscheinlich gemacht, wobei die Ernährung dieser umschriebenen Läsionen aus gastrischen Gefäßen erfolgt.

Typische Malignitätszeichen sind die sogenannte Bull's-eye-Formation und das Halo-Zeichen. Bei ersterem führt eine zentrale Nekrotisierung in einer echoreichen Metastase zu einer Dreischichtung von zentral echoarmer Nekrose, umgebender echoreicher Metastase und äußerlichem Leberparenchym normaler Echogenität (Abb. 1). Vom Halo-Zeichen spricht man, wenn sich das Gewebe um die Metastase durch lokales Ödem echoärmer darstellt.

Dopplersonographische Untersuchungen fokaler Veränderungen der Leber konnten bisher keinen wesentlichen Beitrag in der Differentialdiagnose der Veränderungen leisten [38].

Computertomographische Untersuchungen

CT-Untersuchungen der Leber im Rahmen der Suche nach fokalen Läsionen und deren Charakterisierung sollten immer sowohl

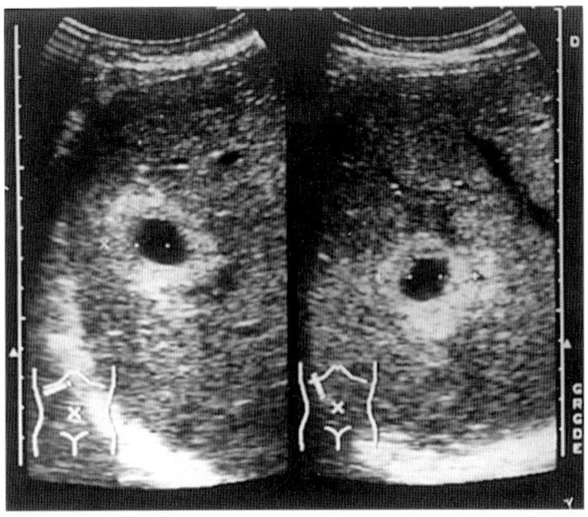

Abb. 1. Lebermetastase eines kolorektalen Karzinoms. Ultraschallbild der Leber. Bull's-eye-Läsion mit zentraler Nekrose einer umgebend echoreichen Metastase.

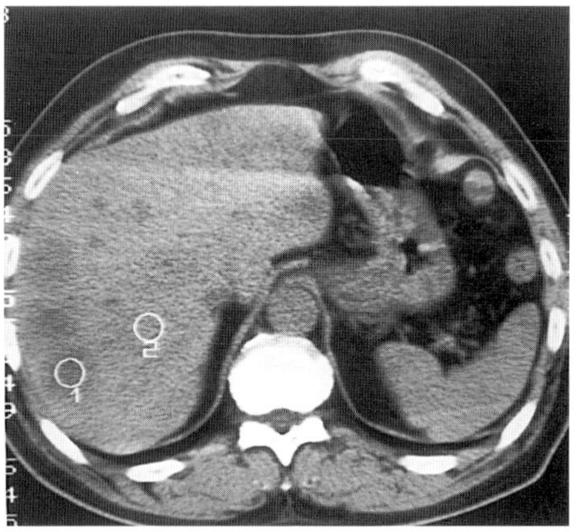

a

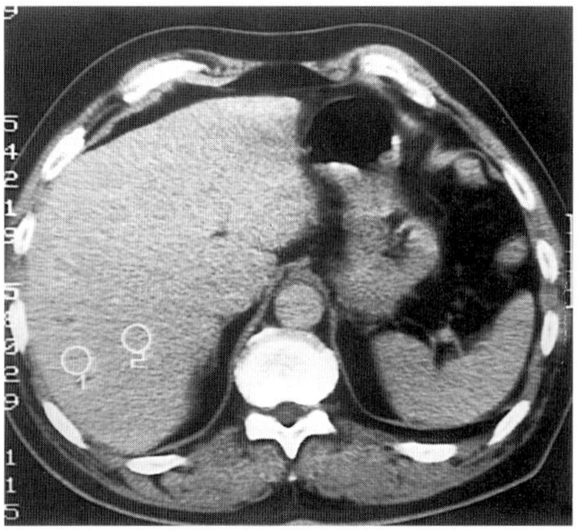

b

Abb. 2. Multiple Lebermetastasen bei Bronchialkarzinom. Während die Läsionen im nativen CT-Bild gut abgrenzbar sind (**a**), werden sie nach intravenöser Kontrastmittelapplikation vollständig maskiert (**b**).

nativ als auch nach bolusartiger, möglichst maschineller Kontrastmittelapplikation moderner nichtionischer jodhaltiger wasserlöslicher Kontrastmittel durchgeführt werden. Im Gegensatz zu Patten, der keine Vorteile zusätzlicher Nativschnitte sieht [33], teilen wir die Ansicht von Bressler und DuBrow [34, 35], die nicht auf Nativuntersuchungen verzichten möchten (Abb. 2).

Besondere Vorteile bietet für die Leberuntersuchung der Einsatz sogenannter Spiral- oder Helikal-CT, weil dabei die gesamte Leber im Atemstillstand in einem Untersuchungsgang lückenlos erfaßt werden kann. Das «Veratmen» insbesondere kleinerer Läsionen wird auch bei schwer kooperativen Patienten weitgehend verhindert, da die Scanzeit lediglich knapp 30 s beträgt. Dies ermöglicht es bei modernsten Geräten sogar, eine frühe arterielle Phase von einer späteren portalvenösen Phase im Rahmen eines biphasischen CT bei einmaliger Kontrastmittelapplikation zu differenzieren [36]. Inwieweit hierdurch die Notwendigkeit eines portalvenös verstärkten CT nach selektiver arterieller Angiographie zum Ausschluß von Zweittumoren vor Operation überflüssig gemacht werden kann, muß weiteren Studien vorbehalten bleiben. Durch die kurze Untersuchungszeit wird jedoch in jedem Fall die jahrelange Diskussion über optimale Kontrastmittelapplikationsweise und richtige Wahl des Zeitfensters der Untersuchung weitgehend hinfällig werden. Durch die Möglichkeit zweier hintereinanderge-

Tab. 1. Sensitivität bildgebender Verfahren im Nachweis fokaler Leberläsionen

Autor	Tumor	Zahl	US, %	IUS, %	CT, %	Lip. CT, %	CTAP, %	MRT, %	Angio, %
Yumoto et al., 1985 [37]	HCC	24	20		20	60			33
Watanabe et al., 1986 [38]	HCC	43	82		76				89
Hayashi et al., 1987 [39]	HCC	45		94		67			61
Matsui et al., 1987 [40]	Metastasen	45	58		63	38	84		
Miller et al., 1987 [41]	Metastasen	56			83	82	77		
Heiken et al., 1989 [42]	Metastasen	37			52		81	57	
Nelson et al., 1989 [43]	Metastasen	43					85	68	
Merine et al., 1990 [44]	HCC	14			80	82	94	57	81
Hirai et al., 1991 [45]	HCC	38			54			82	77
Lüning et al., 1991 [46]	Versch.	130	69		73		73	80	
Wernecke et al., 1991 [47]	Metastasen	75	53		68			63	
de Santis et al., 1992 [48]	HCC	27	67		50	93		63	
Rummeny et al., 1992 [49]	Metastasen	52			88			95	
Soyer et al., 1992 [50]	Metastasen	69	75+		75+		93		
Soyer et al., 1992 [51]	Metastasen	56		96			91		
Honda et al., 1993 [52]	HCC	51	74		65			73	
Ohashi et al., 1993 [53]	HCC	36	69		92	81			
Soyer et al., 1993 [54]	Metastasen	37					94	78	
Miller et al., 1994 [55]	HCC	35		68					
Hagspiel et al., 1995 [56]	Metastasen	13	39	80	39			44 (56*)	
Yamamoto et al., 1995 [57]	HCC	57						75	

US = Transabdominaler Ultraschall; IUS = intraoperativer US; CT = Computertomographie; Lip. CT = Lipiodol-CT; CTAP = portal kontrastverstärkte CT; MR = Magnetresonanztomographie; Angio = Angiographie; HCC = hepatozelluläres Karzinom; versch. = verschiedene Tumoren; * = MR mit Ferrit als Kontrastmittel, + = US + CT.

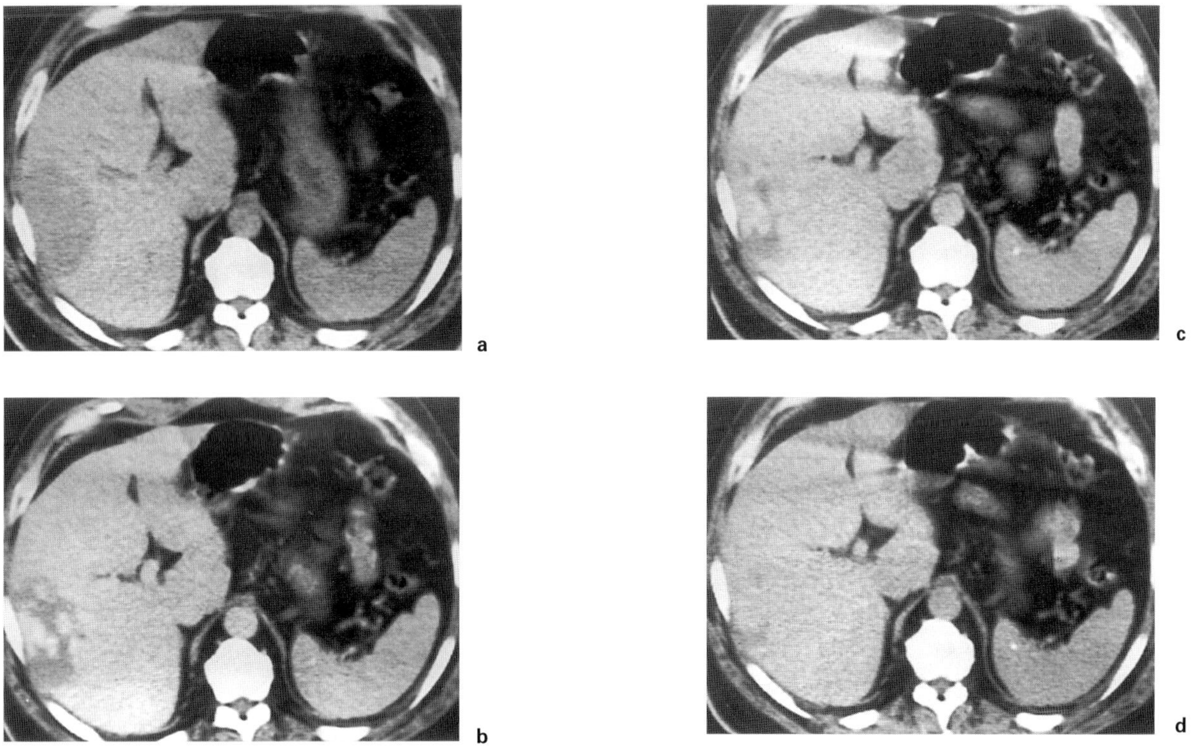

Abb. 3. a–d Leberhämangiom. Nativ hypodens scharf begrenzter Lebertumor, der nach Kontrastmittelgabe von peripher nach zentral irisblendenartig hyperdens kontrastiert wird.

schalteter schneller Untersuchungen werden sowohl hypervaskuläre als auch hypovaskuläre Lebertumoren optimiert in arterieller oder portalvenöser Phase erfaßt. Unterschiedliche Kreislaufzeiten spielen bei maschineller Injektion einer ausreichenden Kontrastmittelmenge (etwa 100 ml) mit einer Injektionsrate von 2–3 ml/s, einer Schichtdicke von 8–10 mm bei gleichem Tischvorschub und Pitch 1 sowie Aufnahme einer arteriellen Phase zwischen 30 und 60 s nach Injektionsbeginn und einer portalvenösen Phase zwischen 70 und 150 s keine wesentliche Rolle mehr.

Bei optimaler Untersuchungstechnik ist die CT der Ultraschalluntersuchung im Nachweis fokaler Läsionen überlegen (Tab. 1). Artdiagnostisch hinreichend sichere Diagnosen liefert sie für blande Zysten, das Hämangiom, im typischen Fall des Leberabszesses und für umschriebene Verfettungen bzw. Nichtverfettung.

Für die Charakterisierung einer bereits bekannten Leberläsion wird die CT, abweichend vom beschriebenen Untersuchungsprotokoll, in dynamischer kontrastverstärkter Technik angewandt. Dabei wird nach Lokalisation des Herdbefundes durch sequentielle Untersuchung auf identischer Schicht nach standardisiertem Kontrastmittelbolus im Atemstillstand untersucht. Das Hämangiom gibt sich bei typischem Befund durch intensive Kontrastmittelaufnahme innerhalb des Tumors zu erkennen (Irisblendenphänomen), die von peripher nach zentral fortschreitet (Abb. 3). Nach wenigen Minuten wird eine vollständige Kontrastangleichung bzw. eine Kontrastumkehr in der Spätphase erreicht.

Charakteristisch für die fokale noduläre Hyperplasie (FNH) ist die schwierige Abgrenzbarkeit im nativen Bild mit Kontrast mit raschem und hohem Dichteanstieg gegenüber dem Parenchym in der früharteriellen Phase und schneller Wiederangleichung an die Dichtewerte des umgebenden Lebergewebes. Adenom und FNH sind computertomographisch nicht differenzierbar, es sei denn, daß die für die FNH kennzeichnende zentrale Aussparung der sternförmigen septenartigen Narbe nachgewiesen werden kann. Hingewiesen werden muß darauf, daß dieses angeblich charakteristische Zeichen sonographisch jedoch nur in der Minderheit der Befunde (etwa 20%), computertomographisch nur in etwa der Hälfte aller Fälle, nachgewiesen werden kann [58] (Abb. 4).

Die portal verstärkte CT (CTAP) bringt keinen Informationsgewinn in der Differentialdiagnose fokaler Leberveränderungen. Sie weist jedoch deutlich Vorteile im Nachweis fokaler Leberläsionen auf (Abb. 5). Die CTAP stellt derzeit das sensitivste Verfahren im Nachweis insbesondere kleiner Leberläsionen dar [50, 59]. Sie wird daher bevorzugt präoperativ bei geplanter Leberteilresektion

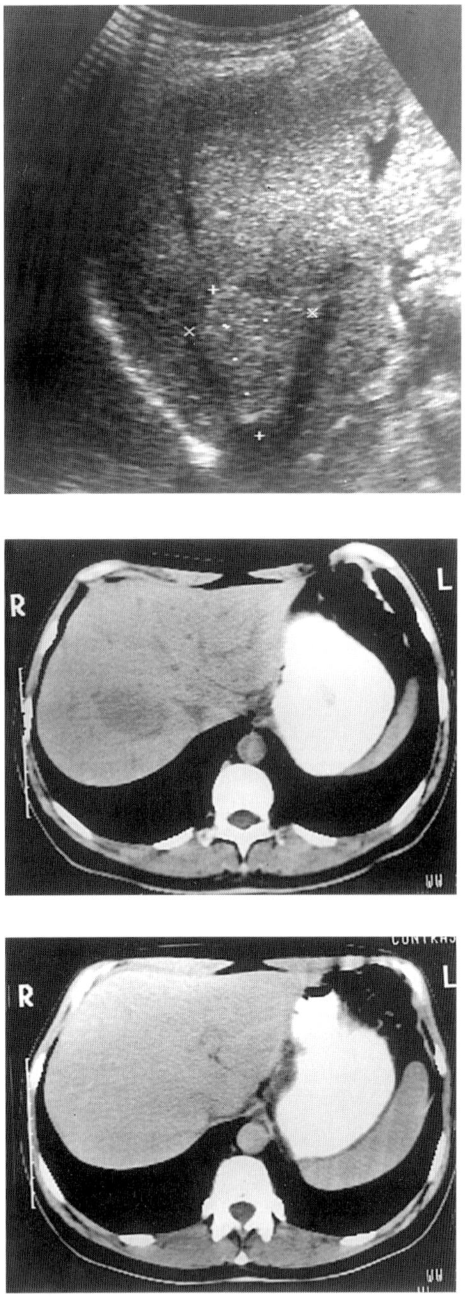

a
b
c

Abb. 4. Fokale noduläre Hyperplasie (FNH) bei einer 24jährigen jungen Frau unter Einnahme von Ovulationshemmern. Kein zentrales Narbenzeichen. Die Veränderung ist nahezu echogleich im Lebersonogramm (**a**). Die FNH ist im Nativbild computertomographisch als diskrete Hypodensität abgrenzbar (**b**), sie maskiert sich nach Kontrastmittelgabe im Spätbild (**c**). Die zu erwartende hyperdense Phase der Läsion könnte nur in einer dynamischen frühen Sequenz erfaßt werden.

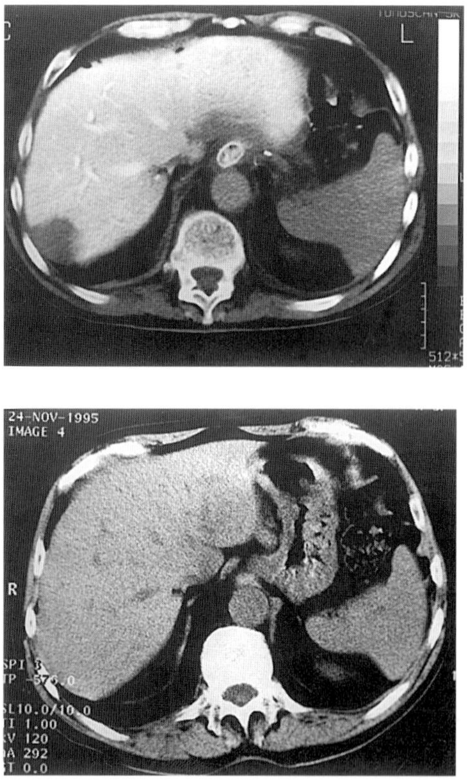

a
b

Abb. 5. Nachweis einer Lebermetastase in Segment 6. Der Befund ist nur im portal verstärkten CT (CTAP) zu erkennen (**a**). Hier Anschnitt einer weiteren Metastase im Segment 4. Der korrespondierende CT-Schnitt nach intravenöser Kontrastmittelapplikation weist die Metastasen nicht nach (**b**).

im Rahmen einer Lebermetastasierung oder bei primärem Leberkarzinom zum Ausschluß weiterer zur Irresektabilität führender Befunde eingesetzt. Einschränkend muß jedoch berücksichtigt werden, daß falsch-positive Befunde aufgrund von Leberperfusionsdefiziten unterschiedlichster Genese in Kauf genommen werden müssen [60, 61]. Viele benigne Lebertumoren zeigen ebenso wie Metastasen und HCC Perfusionsausfälle, und auch ungleichmäßiger Kontrastmittelflow kann Leberläsionen vortäuschen. Von 245 Leberperfusionsdefekten in der CTAP, die Petersen et al. bei 60 Patienten mit histologischen Schnitten korrelierte, wiesen 177 rundliche Formen, 53 konvexe Sichelformen gegenüber dem Leberparenchym und 15 konkave Sichelformen auf. Nur eine der 68 sichelförmigen Perfusionsdefekte war maligne, unter den runden waren es 102 (58%). Selbst unter Berücksichtigung von Form und Röntgenschwächung ist eine spezifische Diagnostik mit der CTAP nicht möglich.

Berücksichtigt man diese Schwäche der invasiven Methode und fügt die schlechte Reliabilität im Nachweis von HCC bei Leberzirrhose [62] sowie die Unmöglichkeit, kleine peritoneale Metastasen zu erkennen, hinzu, so erhebt sich trotz der hohen Sensitivität der CTAP die Frage nach ihrer Berechtigung im Rahmen von präoperativen Untersuchungen. Hauptargument für die CTAP ist der oft nur durch sie mögliche Nachweis der Inoperabilität eines Patienten (Abb. 6), der eine Laparotomie überflüssig macht oder durch eine Nadelbiopsie ersetzt [4, 50, 59]. Small et al. kommen zu dem Ergebnis, daß bei nahezu $^2/_3$ der untersuchten Patienten eine unnötige Operation verhindert wird. Neuere Berichte, wonach die portal kontrastverstärkte MRT noch bessere Tumornachweisraten aufweist als die CTAP [63, 64], bedürfen weiterer Absicherung.

Magnetresonanztomographie

Die MRT hat im Rahmen der Leberdiagnostik in den letzten Jahren erheblich an Wert gewonnen. Die Wahl der Unersuchungssequenzen bleibt trotz zahlreicher Studien weiter umstritten. Untersuchungstechnik der Wahl ist aus unserer Sicht heute die Kombination aus T1-gewichteten (T1w) Spinecheoaufnahmen (SE), T2w-Turbo-Spinecho (TSE) und T2w-TSE-Sequenzen nach fettunterdrückender Vorsättigung (SPIR) [9]. Die Nachweismöglichkeiten der einzelnen Sequenzen sind feldstärkeabhängig, wobei am Nieder- und Mittelfeldgerät T1w-Sequenzen Vorteile besitzen, während am Hochfeldgerät T2w-Sequenzen sensitiver sind [9, 65, 66].

Die fettunterdrückende Sequenz in T2-Wichtung ist insbesondere zum Nachweis oder Ausschluß fokaler Steatosen und Nonsteatosen beweisend. Diese Läsionen können ebenso wie Leberhämangiome mit hinreichender Sicherheit magnetresonanztomographisch nachgewiesen werden (Abb. 7). Beim Leberhämangiom sind die homogen hohe Signalintensität im T2w-Bild bzw. die lange durch Messung mit speziellen Sequenzen nachweisbare T2-Zeit wegweisend [67–69]. T2-Zeiten über 130 ms weisen lediglich Leberhämangiome und sonographisch differenzierbare Leberzysten auf. Leberadenome und FNH zeigen im dynamischen T1w-Scan nach Applikation von Gadolinium-DTPA mit einer Dosierung von 0,1 mol/kg Körpergewicht i.v. eine dem dynamischen CT vergleichbare Charakteristik (Abb. 8). Die Wertigkeit der Verfahren ist für diese Läsionen dem CT gleichzusetzen.

Neue Kontrastmittel werden die diagnostische Sicherheit der MRT weiter verbessern. Insbesondere Manganverbindungen und Ferrite versprechen Vorteile im Nachweis von fokalen Leberläsionen. Differentialdiagnostische Fortschritte sind durch den Einsatz dieser Substanzen im wesentlichen nicht zu erwarten.

Mangan-DPDP, eine Verbindung, die intrazellulär von den Hepatozysten aufgenommen wird, konnte bei Verwendung in Kombina-

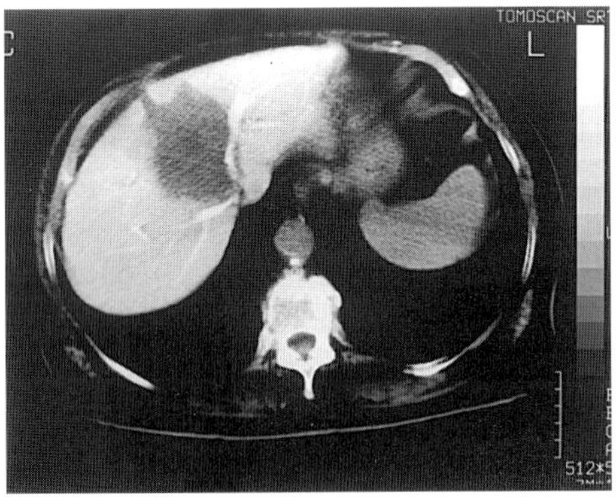

Abb. 6. Hepatozelluläres Karzinom (HCC) im rechten Leberlappen mit Infiltration zweier zentraler Lebervenen. CTAP mit hypodensem Nachweis der Tumorformation und optimaler Kontrastanflutung in den Lebervenen, die die Infiltration des Tumors in die Lebervenen und damit die Inoperabilität beweisen.

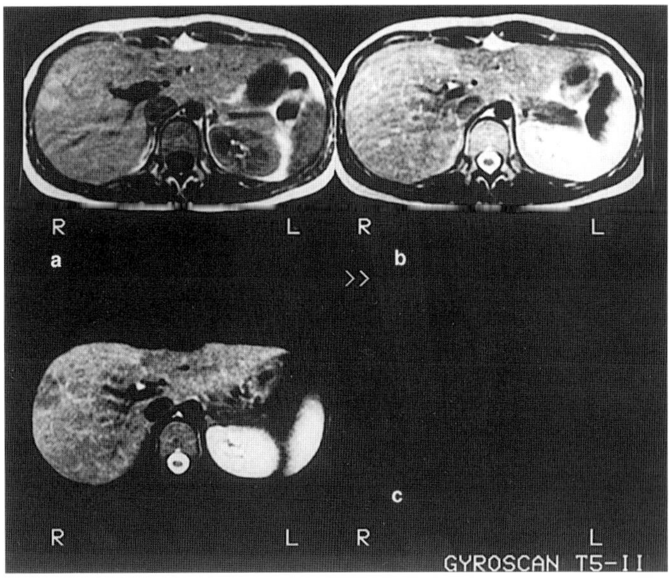

Abb. 7. Fettreiches Harmatom. Nachweis des Tumorfettanteils durch fettunterdrückende MRT-Sequenz. **a** T1-gewichtete Spinechoaufnahme: leichte Signalanhebung im Bereich des Tumors. **b** T2-gewichtete Turbo-Spinechoaufnahme: Tumor nicht zu erkennen. **c** T2-gewichtete Turbo-Spinecho-Sequenz nach fettunterdrückender Vorsättigung: Aufnahme, bei der durch die Unterdrückung des Fettsignals eine Absenkung der Signalintensität im Bereich des Tumors erzielt wird.

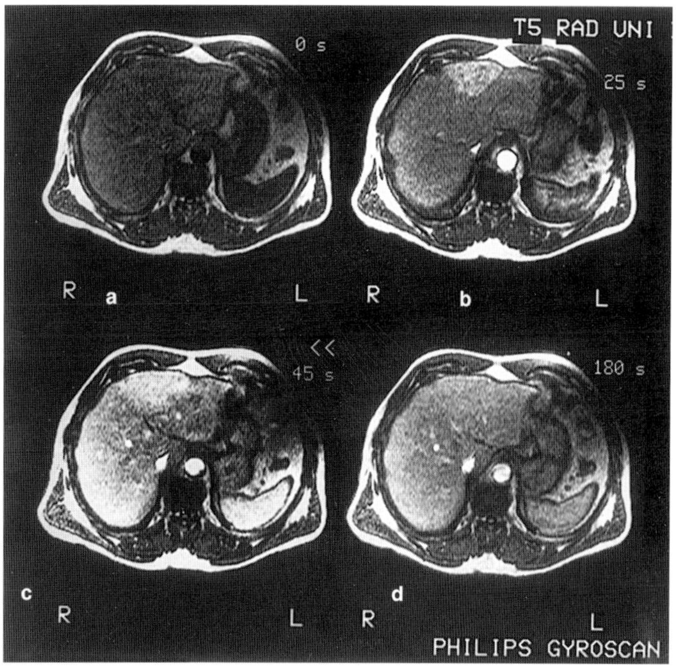

Abb. 8. Histologisch gesicherte FNH in der dynamischen MRT. Serie von T1-gewichteten Gradientenechobildern. Nativ ist der Tumor nicht erkennbar (**a**), in der früharteriellen Kontrastanflutung nach etwa 25 s deutliche signalreiche Tumordemarkierung (**b**). In der Folge abnehmender Tumor-Leber-Kontrast (**c**) bis zum völligen Kontrastausgleich mit dem Leberparenchym (**d**).

tion mit T1w-Sequenzen als «Negativkontrastmittel» die Detektionsrate von Leberläsionen in mehreren Studien sowohl gegenüber T1w- als T2w-Nativaufnahmen steigern und die Abgrenzbarkeit der Tumoren verbessern [69–71]. Rofski [72] konnte überdies nachweisen, daß eine Anreicherung deutliche Hinweise auf einen Tumor bzw. eine Metastase hepatozellulären Ursprungs (Hepatom, FNH, Regeneratknoten) gibt. Die wichtige Unterscheidung zwischen Regeneratknoten und HCC in der Zirrhoseleber gelingt nicht.

Ferrite, die jetzt in Form von supermagnetischen Eisenoxiden als Kontrastmittel zur Verfügung stehen, werden nach Aufnahme in Phagozyten in der Leber akkumuliert, senken die Signalintensität und lassen Tumoren signalintensiver abgrenzen [73]. In ersten klinischen Studien konnte eine deutliche Verbesserung der Tumordetektionsraten durch Einsatz von Ferritverbindungen im Vergleich zur Nativuntersuchung insbesondere in T2-Wichtung nachgewiesen werden [74]. Dies gilt sowohl für den Metastasennachweis [56] als auch für den Nachweis primärer Lebermalignome [57]. Allerdings bleibt bei letzteren das Problem der vielen falsch-positiven Resultate aufgrund der fehlenden Abgrenzbarkeit von Regeneratknoten in der Zirrhoseleber.

Gadolinium-DTPA, das in der MRT gebräuchlichste Kontrastmittel, spielt für die Leberdiagnostik nur noch eine untergeordnete Rolle und wird weitgehend für dynamische Studien zur Läsionscharakterisierung (Abb. 8) und neuerdings für die indirekt portal verstärkte MRT eingesetzt [63, 75].

Angiographie

Durch die Schnittbildverfahren hat die intraarterielle selektive Angiographie stark an Bedeutung im Nachweis und in der Charakterisierung von herdförmigen Leberveränderungen verloren. Lediglich für den Nachweis kleiner Metastasen hormonaktiver Tumoren kann ihre Durchführung zur Tumorsuche heute noch uneingeschränkt empfohlen werden.

Während in Europa auch das Lipiodol-CT keine Bedeutung erlangen konnte, ist die Angiographie im Rahmen der CTAP weiterhin üblich und nicht zu ersetzen.

Es ist bekannt, daß die Mehrzahl aller malignen primären und sekundären Lebermalignome vorzugsweise über die A. hepatica und weniger über die Pfortader versorgt werden. Darauf beruht die hohe diagnostische Treffsicherheit des Lipiodol-CT (Tab. 1), bei dem dieses ölige Kontrastmittel über den arteriell liegenden Katheter appliziert wird und sich im Tumor über Tage anreichert. Im CT, das etwa 10 Tage nach Applikation durchgeführt wird, ist die Lipiodolakkumulation im Tumor noch unschwer nachweisbar, während Hämangiome dann vollständig entspeichert sind. Auch die Treffsicherheit der CTAP beruht auf der regelmäßigen Tumorgefäßversorgung aus der A. hepatica. Nur wird dabei umgekehrt die Kontrastaussparung im Tumor in der portalen Perfusionsphase nach Kontrastmittelgabe über den in der A. mesenterica superior oder A. lienalis liegenden Katheter ausgenutzt und die Untersuchung im CT unmittelbar im Rahmen der Gefäßdarstellung durchgeführt.

Für die Artdiagnose einer fokalen Leberläsion spielt die Angiographie heute nur noch in der Charakterisierung der FNH eine Rolle. Dabei wird in fast allen Fällen eine vermehrte Vaskularisation mit einer intensiven Kontrastmittelanreicherung in der Parenchymphase nachgewiesen. In ungefähr $^1/_3$ der Fälle sieht man die zum Zentrum der Läsion ziehende Zentralarterie und die pathognomonische zentrale Kontrastaussparung als Korrelat für die zentrale Bindegewebsnarbe. Arterioportale Shunts und Veneninfiltrationen werden bei der FNH nie beobachtet. Allerdings stehen für diese Fragestellung nichtinvasive nuklearmedizinische Untersuchungstechniken alternativ zur Vefügung.

Wichtig ist die selektive intraarterielle digitale Subtraktionsangiographie für die präoperative Abklärung der Gefäßsituation. So geht in etwa 20% aller Fälle die A. hepatica dextra aus der A. mesenterica superior hervor (Abb. 9). Eine intraoperative Implantation eines Portsystems zur selektiven Chemotherapie ist in diesem Fall in der Regel nicht möglich. Gleiches gilt für atypisch proximal abgehende Aa. hepaticae sinistrae, da der Katheter am Abgang de A. gastroduodenalis anastomosiert wird.

Empfehlungen zum diagnostischen Vorgehen

Bei einer Empfehlung zum Vorgehen im Rahmen einer modernen radiologischen Stufendiagnostik zur Abklärung von fokalen Leberläsionen muß zwischen dem onkologischen Patienten und dem Patienten mit Zufallsbefund unterschieden werden.

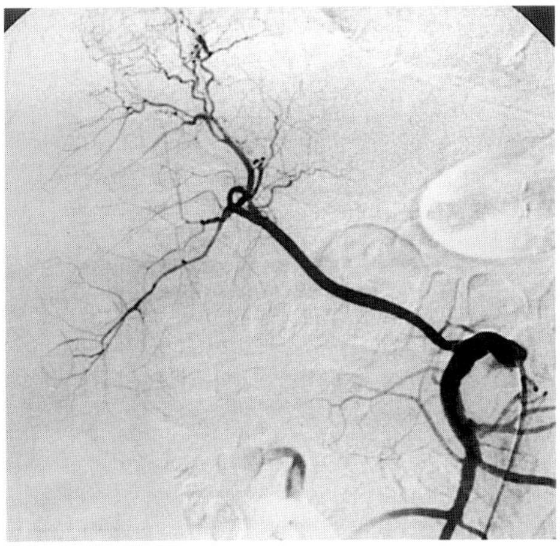

Abb. 9. Abgang der A. hepatica dextra aus der A. mesenterica superior. Der über die A. hepatica dextra perfundierte Lebertumoranteil wäre über ein chirurgisch implantiertes Portsystem am Abgang der A. gastroduodenalis nicht erreichbar.

Bei fehlendem Malignomanhalt und nicht bestehendem Hinweis auf Leberzirrhose im klinischen Bild und gemäß der Laborbefunde ist ein Zuwarten unter Kontrolle bei Nachweis einer inzidenten Leberläsion in der Regel gerechtfertigt. Es ist zu empfehlen, die primär eingesetzte Untersuchungsmodalität, bei der der Lebertumor auffiel, nach einem dreimonatigen Intervall zu wiederholen.

Blande Zysten sollten in keinem Schnittbildverfahren Anlaß zu diagnostischem Zweifel geben. Sie sind einmalig zu kontrollieren.

FNH (jüngere weibliche Patienten mit Einnahme von Ovulationshemmern) sollten nuklearmedizinisch weiter abgeklärt werden, falls eine chirurgische Intervention im Falle der Bestätigung der Verdachtsdiagnose geplant ist.

Eine weiterführende Diagnostik ist bei Verdacht auf Malignom infolge des klinischen Bildes oder der Laborparameterkonstellation angezeigt. Bei diesen und beim onkologischen Patienten mit Verdacht auf Lebermetastasierung ist das zu empfehlende radiologische Prozedere von der geplanten Therapie abhängig. Bei vorgesehener chirurgischer Intervention kann auf die CTAP derzeit nicht verzichtet werden. Aufgrund der häufigen falsch-positiven Befunde dieses Untersuchungsverfahrens müssen Befunde, die zur Nichtoperabilität des Patienten führen würden, bioptisch definitiv geklärt werden. Im diagnostischen Stufenplan kann in der Regel bei geplanter Operation auf weitere weniger invasive Zwischenschritte, wie z. B. CT oder MRT, verzichtet werden. Ist keine definitive chirurgische Herdsanierung vorgesehen, können weitere Kontrollen mit jedem Schnittbildverfahren vorgenommen werden, wobei darauf zu achten ist, daß bei Einsatz der Sonographie immer derselbe Untersucher die Kontrollen vornehmen sollte, um Fehler durch «inter-observer»-Variation zu vermeiden.

Bei einem sonographisch echoreichen Leberherd beim Malignompatienten sollte durch MRT die Metastase vom Hämangiom unterschieden werden. Gleiches gilt für fragliche Herde fokaler Steoatose und Nonsteatose.

Die differentialdiagnostische Unterscheidung zwischen Regeneratknoten und HCC in der Zirrhoseleber gelingt derzeit mit keinem radiologischen Verfahren sicher. Im Zweifelsfall ist bei übereinstimmenden Herdnachweis in zwei unterschiedlichen Verfahren die transkutane Biopsie angezeigt.

Zusammenfassend stellt die Sonographie das Screeningverfahren erster Wahl im Nachweis und in der Differentialdiagnose fokaler Leberläsionen dar. Die MRT hat die CT in der weiterführenden Diagnostik weitgehend abgelöst, sieht man von der CTAP ab. Die Angiographie spielt nur noch im Rahmen der CTAP, zur Darstellung der Lebergefäßversorgung vor Operation und im Nachweis kleiner Metastasen bei hormonaktiven Tumoren eine Rolle im diagnostischen Prozedere.

Literatur

1 Attiyeh FF, Wichern WA: Hepatic resection for primary and metastatic tumors. Am J Surg 1988;156:368–373.
2 Malt RA: Current concepts: Surgery for hepatic neoplasms. N Engl J Med 1985;131:1591–1596.
3 Scheele J, Stangl R, Altendorf-Hofmann A: Hepatic metastases from colorectal carcinoma: Impact of surgical resection on the natural history. Br J Surg 1990;77:1241–1246.
4 Balfe DM: Hepatic metastases from colorectal cancer: Radiologic strategies for improved selection. Radiology 1992;185:18–19.
5 de Lange EE, Mugler JP, Bertolina JA, Gay SB, Janus CL, Brookemann JR: Magnetization prepared rapid gradient-echo (MP-RACE) MR imaging of the liever: Comparison with spin-echo imaging. Magn Reson Imaging 1991;9:469–476.
6 Edelman RR, Wallner B, Singer A, Atkinson DJ, Saini S: Segmented turbo FLASH: Method for breath-hold MR imaging of the liver with flexible contrast. Radiology 1990;177:515–521.
7 Foley WD, Kneeland JB, Cates JD: Contrast optimization for the detection of focal lesions by MR imaging at 1,5 T. AJR 1987;149:1155–1160.
8 Henkelman RM, Hardy P, Poon PY, Bronskill MJ: Optimal pulse sequence for imaging hepatic metastases. Radiology 1986;161:727–734.
9 Kreft B, Layer G, Steudel A, Spiller L, Heuck A, Müller A, Giesecke J, Reiser MF: Evaluation of turbo spin echo sequences for MRI of focal liver lesion at 0.5 T. Eur Radiol 1994;4:106–113.
10 Larson RE, Semelka R, Bagley AS, Molina PL, Brown ED, Lee JKT: Hypervascular malignant liver lesions: Comparison of various MR imaging pulse sequences and dynamic CT. Radiology 1993;192:393–399.
11 Low RN, Francis IR, Sigeti JS, Foo ThKF: Abdominal MR imaging: Comparison of T2-weighted fast and conventional spin-echo, and contrast-enhanced fast multiplanar spoiled gradient-recalled imaging. Radiology 1993;186:803–811.
12 Mirowitz SA, Lee JKT: Optimizing MR imaging of the abdomen: The case for rapid-acquisition spin-echo MR imaging. Radiology 1991;179:612–614.
13 Mitchell DG, Vinitski S, Saponaro S, Tasciyan T, Burk DL, Rifkin MD: Liver and pancreas: Improved spin-echo T1 contrast by shorter echo time and fat suppression at 1.5 T. Radiology 1991;178:67–71.
14 Mitchell DG: Focal hepatic lesions: The continuing search for the optimal MR imaging pulse sequence(s). Radiology 1994;193:17–18.
15 Okada Y, Itai Y, Ohtomo K, Kokubo T, Yoshida H, Sasaki Y: MR differentiation of hepatic hemangioma and hepatocellular carcinoma: Value of delayed-phase Gd-DTPA enhanced images. Fortschr Röntgenstr 1991;154:621–627.
16 Paling MR, Abbitt PL, Mugler JP, Brookeman JR: Liver metastases: Optimization of MR imaging pulse sequences at 1.0 T. Radiology 1988;167:695–699.
17 Rydberg JN, Lomas DJ, Coakley KJ, Hough DM, Ehman RL, Riederer SJ: Comparison of breath-hold fast spin-echo and conventional spin-echo pulse sequences for T2-weighted MR-imaging of liver lesions. Radiology 1995;194:431–437.
18 Schwartz LH, Seltzer StE, Tempany CMC, Silverman StG, Piwnica-Worms DR, Adams DF, Herman L, Herman LT, Hooshmand R: Prospective comparison of T2-weighted fast spin-echo, with and without fat suppression, and conventio-

nal spin-echo pulse sequences in the upper abdomen. Radiology 1993;189:411–416.
19 Semelka RC, Simm FC, Recht M, Deimling M, Lenz G, Laub G: T1-weighted sequences for MR imaging of the liver: Comparison of three techniques for single-breath-hold volume acquisition at 1.0 and 1.5 T. Radiology 1991;180:629–635.
20 Semelka RC, Shoenut JP, Kroeker MA, Greenberg HM, Simm FCh, Minuk GY, Kroeker RM, Micflikier AB: Focal liver disease: Comparison of dynamic contrast-enhanced CT and T2-weighted fat-suppressed, FLASH, and dynamic Gadolinium-enhanced MR imaging at 1.5 T. Radiology 1992;184:687–694.
21 Siewert B, Müller MF, Foley M, Wielopolski PA, Finn JP: Fast MR imaging of the liver: Quantitative comparison of techniques. Radiology 1994; 193:37–42.
22 Stark DD, Wittenberg J, Edelmann RR: Detection of hepatic metastases: Analysis of pulse sequence performance in MR imaging. Radiology 1986;159:365–370.
23 Taupitz M, Speidel A, Hamm B, Deimling M, Reichel M, Bock A, Wolf K-J: T2-weighted breath-hold MR imaging of the liverat 1.5 T: Results with a three-dimensional steady state free precession sequence in 87 patients. Radiology 1995;194:439–446.
24 Winkler LM, Thoeni RF, Luh N, Kaufman L, Margulis AR: Hepatic neoplasia: Breath-hold MR imaging. Radiology 1989; 170:801–806.
25 Yamashita Y, Hatanaka Y, Yamamoto H, Arakawa A, Matsukawa T, Miyazaki T, Takahashi M: Differential diagnosis of focal liver lesions: Role of spin-echo and contrast-enhanced dynamic MR imaging. Radiology 1994;193:59–65.
26 Klose KCh, Günther RW: CT-gesteuerte Punktionen; in Günther RW, Thelen M (Hrsg): Interventionelle Radiologie. Stuttgart, Thieme, 1988, pp 470–472.
27 Lüning M, Schröder K, Wolff H, Kranz D, Hoppe E: Percutaneous biopsy of the liver. Cardiovasc Intervent Radiol 1991;14:14–20.
28 Corr P, Benningfield SJ, Davey N: Transjugular liver biopsie: A review of 200 biopsies. Clin Radiol 1992;45:238–239.
29 Ricci OE, Fanfani S, Calabro A, Milano A, Ciatti S, Colagrande S, Mani A, Acampora C, Ceccatelli P, Surrenti C: Diagnostic approach to hepatic hemangiomas detected by ultrasound. Hepatogastroenterology 1985;32:53–56.
30 Kerlin P, Davis GL, McGill DB, Weiland LH, Adson MA, Sheedy PF: Hepatic adenoma and focal nodular hyperplasia: Clinical, pathologic, and radiologic features. Gastroenterology 1983;84:994–1002.
31 Görich J, van Kaick G: Sonographische Differentialdiagnostik herdförmiger Leberläsionen. Radiologe 1988;8:349–355.
32 Federle MP, Filly RA, Moss AA: Cystic hepatic neoplasms: Complementary roles of CT and sonography. AJR 1981;136:345–348.
33 Patten RM, Byun J-Y, Freeny PA: CT of hypervascular hepatic tumors: Are unenhanced scans necessary for diagnosis? AJR 1993;161:979–984.
34 Bressler EL, Alpern MB, Glazer GM, Francis IR, Ensminger WD: Hypervascular hepatic metastases: CT evaluation. Radiology 1987;162:49–51.
35 DuBrow RA, David CL, Libshitz HI, Lorigan JG: Detection of hepatic metastases in breast cancer: The role of nonenhanced and enhanced CT-scanning. J Comput Assist Tomogr 1990;14:366–369.
36 Oberstein A, Kauczor HU, Mildenberger P, Ibe M, Teifke A, Rieker O, Gerken G, Thelen M: Drei-Phasen-Spiral-CT in der Diagnostik von Lebererkrankungen: Vergleich mit CT-Arteriographie bzw. -Arterioportographie. Fortschr Röntgenstr 1996; 164:449–456.
37 Yumoto Y, Jinno K, Tokuyama K, Araki Y, Ishimitsu T, Maeda H, Konno T, Iwamoto S, Ohnishi K, Okuda K: Hepatocellular carcinoma detected by iodized oil. Radiology 1985;154:19–23.
38 Nino-Murcia M, Ralls PW, Jeffrey RB jr, Johnson M: Color flow doppler characterization of focal hepatic lesions. AJR 1992; 159: 1195–1197.
39 Hayashi N, Yamamoto K, Tamaki N, Shibata T, Itoh K, Fujisawa I, Nakano Y, Yamaoka Y, Kobayashi N, Mori K: Metastatic nodules of hepatocellular carcinoma: Detection with angiography, CT, and US. Radiology 1987;165:61–63.
40 Matsui O, Takashima T, Kadoya M, Suzuki M, Hirose J, Kameyama T, Choto S, Konishi H, Ida M, Yamaguchi A: Liver metastases from colorectal cancers: Detection with CT during arterial portography. Radiology 1987;165:65–69.
41 Miller DL, Simmons JT, Chang R, Ward BA, Shawker TH, Doppman JL, Chang AE: Hepatic metastases detection: Comparison of three contrast enhancement techniques. Radiology 1987; 165:785–790.
42 Heiken JP, Weyman PJ, Lee JKT, Balfe DM, Picus D, Brunt EM, Flye MW: Detection of focal hepatic masses: Prospective evaluation with CT, delayed CT, CT during arterial portography, and MR imaging. Radiology 1989;171:47–51.
43 Nelson RC, Chezmar JL, Sugarbaker PH, Bernardino ME: Hepatic tumors: Comparison of CT during arterial portography, delayed CT, and MR imaging for preoperative evaluation. Radiology 1989;172:27–34.
44 Merine D, Takayasu K, Wakao F: Detection of hepatocellular carcinoma: Comparison of CT during arterial portography with CT after intraarterial injection of iodized oil. Radiology 1990; 175:707–710.
45 Hirai K, Aoki Y, Majima Y, Abe H, Nakashima O, Kojiro M, Tanikawa K: Magnetic resonance imaging of small hepatocellular carcinoma. Am J Gastroenterol 1991;86:205–209.
46 Lüning M, Koch M, Abet L, Wolff H, Wenig B, Buchali K, Schöpke W, Schneider Th, Mühler A, Rudolph B: Treffsicherheit bildgebender Verfahren (Sonographie, MRT, CT, Angio-CT, Nuklearmedizin) bei der Charakterisierung von Lebertumoren. Fortschr Röntgenstr 1991;154: 398–406.
47 Wernecke K, Rummeny E, Bongartz G, Vassallo P, Kivelitz D, Wiesmann W, Peters PE, Reers B, Reiser M, Pircher W: Detection of hepatic masses in patients with carcinoma: Comparative sensitivities of sonography, CT, and MR imaging. AJR 1991;157:731–740.
48 de Santis M, Romagnoli R, Cristani A, Cioni G, Casolo A, Vici FF, Ventura E: MRI of small hepatocellular carcinoma: Comparison with US, CT, DSA and Lipiodol-CT. J Comput Assist Tomogr 1992;16:189–197.
49 Rummeny EJ, Wernecke K, Saini S, Vassallo P, Wiesmann W, Oestmann JW, Kivelitz D, Reers B, Reiser MF, Peters PE: Comparison between high-field-strength MR imaging and CT for screening of hepatic metastases: A receiver operating characteristic analysis. Radiology 1992;182:879–886.
50 Soyer P, Levesque M, Elias D, Zeitoun G, Roche A: Preoperative assessment of resectability of hepatic metastases from colonic carcinoma: CT portography vs sonography and dynamic CT. AJR 1992;159:741–744.
51 Soyer P, Levesque M, Elias D, Zeitoun G, Roche A: Detection of liver metastases from colorectal cancer: Comparison of intraoperative US and CT during arterial portography. Radiology 1992;183;541–544.
52 Honda H, Onitsuka H, Adachi E, Ochiai K, Gibo M, Yasumori K, Marsumata T, Sugimachi K, Masuda K: Hepatocellular carcinoma: Prospective assessments of the T-factor with CT, US and MR imaging. Abdom Imaging 1993;18:247–252.
53 Ohashi I, Hanafusa K, Yoshida T: Small hepatocellular carcinomas: Two-phase dynamic incremental CT in detection and evaluation. Radiology 1993;189:851–855.
54 Soyer P, Levesque M, Caudron C, Elias D, Zeitoun G, Roche A: MRI of liver metastases from colorectal cancer vs. CT during arterial portography. J Comput Assist Tomogr 1993;17:67–74.
55 Miller WJ, Baron RL, Dodd GD, Federle MP: Malignancies in patients with cirrhosis: CT sensitivity and specificity in 200 consecutive transplant patients. Radiology 1994;193:645–650.
56 Hagspiel KD, Neidl KFW, Eichenberger AC, Weder W, Marincek B: Detection of liver metastases: Comparison of supermagnatic iron oxide-enhanced and unenhanced MR imaging at 1.5 T with dynamic CT, intraoperative US, and percutaneous US. Radiology 1995;196:471–478.
57 Yamamoto H, Yamashita Y, Yoshimatsu S, Baba Y, Hatanaka Y, Murakami R, Nishiharu T, Takahashi M, Higashida Y, Moribe N: Hepatocellular carcinoma in cirrhotic livers: Detection with unenhanced and iron oxide-enhanced MR imaging. Radiology 1995;195:106–112.
58 Schild HH, Kreitner KF, Thelen M, Grönninger J, Weber M, Börner N, Störkel J, Eißner D: Fokalnoduläre Hyperplasie der Leber bei 930 Patienten. Fortschr Röntgenstr 1987;147:612–618.
59 Small WC, Mehard WB, Langmo LS, Dagher AP, Fishman EK, Heiken JP, Bernadino ME: Preoperative determination of the resectability of hepatic tumors: Efficacy of CT during arterial portography. AJR 1993;161:319–322.
60 Peterson MS, Baron RL, Dodd GD, Zajko AJ, Oliver JH, Miller WJ, Carr BI, Bron KM, Campbell WL, Sammon JK: Hepatic parenchymal perfusion defects detected with CTAP: Imaging-pathologic correlation. Radiology 1992;185:149–155.
61 Soyer P, Bleumke DA, Hruban RH, Sitzmann JV, Fishman EK: Hepatic metastases from colorectal cancer: Detection and false-positive findings with helical CT during arterial portography. Radiology 1994;193:71–74.
62 Soyer P, Bleumke DA, Hruban RH, Sitzmann JV, Fishman EK: Primary malignant neoplasms of the liver: Detection with helical CT during arterial portography. Radiology 1994;192:389–392.
63 Soyer P, Laissy J-P, Sibert A, Azencot M, Vissuzaine Ch, Marmuse J-P, Achour E, Hercot O, Menu Y: Hepatic metastases: Detection with multisection FLASH MR imaging during Gadolinium chelate-enhanced arterial portography. Radiology 1993;189:401–405.
64 Soyer P, Laissy J-P, Sibert A, Blanc F, Belghiti J, Marmuse J-P, Zeitoun G, Levesque M, Menu Y: Focal hepatic masses: Comparison of detection during arterial portography with MR imaging and CT. Radiology 1994;190:737–740.

65 Reinig JW, Dwyer AJ, Miller DL: Liver metastases: Detection with MR imaging at 0.5 and 1.5 T. Radiology 1989;170:149–153.

66 Steinberg HV, Alarcon JJ, Bernardino ME: Focal hepatic lesions: Comparative MR imaging at 0.5 and 1.5 T. Radiology 1990;174:153–156.

67 Goldberg MA, Hahn PF, Saini S, Cohen MS, Reimer P, Brady TJ, Mueller PR: Value of T1 and T2 relaxation times from echoplanar MR imaging in the characterization of focal hepatic lesions. AJR 1993;160:1011–1017.

68 Semelka RC, Brown ED, Ascher Sm, Patt RH, Bagley AS, Li W, Edelman RR, Shoenut JP, Brown JJ: Hepatic hemangiomas: A multi-institutional study of appearance on T2-weighted and serial Gadolinium-enhanced gradient-echo MR images. Radiology 1994;192:401–406.

69 Steudel A, Layer G, Kraheck H, Hartlapp J, Reiser M: Mangan-DPDP in der MR-Tomographie maligner Lebertumoren. Erste Ergebnisse mit einem neuen hepatobiliären Kontrastmittel. Fortschr Röntgenstr 1992;156:460–464.

70 Bernadino ME, Young SW, Lee JKT, Weinreb JC: Hepatic MR imaging with Mn-DPDP: Safety, image quality, and sensitivity. Radiology 1992;183:53–58.

71 Hamm B, Vogl TJ, Branding G, Schnell B, Taupitz M, Wolf K-J, Lissner J: Focal liver lesions: MR imaging with Mn-DPDP – initial clinical results in 40 patients. Radiology 1992;182:167–174.

72 Rofsky NM, Weinreb JC, Bernadino ME, Young SW, Lee JKT, Noz MF: Hepatocellular tumors: Characterization with Mn-DPDP-enhanced MR-imaging. Radiology 1993;188:53–59.

73 Weissleder R: Liver MR imaging with iron oxides: Toward consensus and clinical parctice. Radiology 1994;193:593–595.

74 Ros PR, Freeny PC, Harms SE, Seltzer SE, Davis PL, Chan TW, Stillman AE, Muroff LR, Runge VM, Nissenbaum MA, Jacobs PM: Hepatic MR imaging with ferumoxides: A multicenter clinical trial of the safety and efficacy in the detection of focal hepatic lesions. Radiology 1995;196:481–488.

75 Hamm B, Thoeni RF, Gould RG, Bernadino ME, Lüning M, Saini S, Mahfouz A-E, Taupitz M, Wolf K-J: Focal liver lesions: Characterization with nonenhancement and dynamic contrast material-enhanced MR imaging. Radiology 1994;190:417–423.

Chirurgische Gastroenterologie
mit interdisziplinären Gesprächen

Hauptthema · Main Theme

Chir Gastroenterol 1997;13:186–193

A. Oberstein
M. Thelen

Klinik und Poliklinik für Radiologie
Johannes-Gutenberg-Universität Mainz

Computertomographisches Staging von Tumoren des Verdauungstraktes

Schlüsselwörter
Gastrointestinale Tumoren: Computertomographie, Staging

Zuammenfassung
Die Computertomographie (CT) wird bei der Untersuchung des Verdauungstraktes hauptsächlich zum Staging bekannter Tumoren eingesetzt. Sowohl die standardisierte Untersuchungstechnik als auch die systematische Befundung unter Einbeziehung aller klinischen Daten sind wichtige Voraussetzungen zum Erreichen einer guten Treffsicherheit. Der Wert der Untersuchungstechnik in der präoperativen Diagnostik wird als unterschiedlich hoch angesehen, abhängig von der zu untersuchenden Organregion. Zur Beurteilung von primären Ösophagus- und Pankreaskarzinomen bzw. in der Diagnostik von Lebermetastasen oder von Tumorrezidiven gilt die CT als die Untersuchung der ersten Wahl. Beim Staging von Malignomen der übrigen Abschnitte des Hohlraumsystems gelingt die korrekte TNM-Klassifikation im Rahmen des primären Stagings bei einer ausreichend hohen Zahl von Patienten nicht. Damit ist die CT in diesen Fällen als additives Verfahren zur Beurteilung der lokalen Ausdehnung und eventueller Fernmetastasen anzusehen.

Key Words
Gastrointestinal malignancies: computed tomography, staging

Summary
Computed tomography (CT) of the gastrointestinal (GI) tract is mainly employed for the staging of known malignant lesions. A standardised technique and the systematic reading of all findings, taking into account all clinical data, are essential prerequisites for achieving a good accuracy. For the preoperative planning CT is regarded as having a different importance, depending on the region which has to be evaluated. In the evaluation of oesophagus and pancreatic carcinoma as well as in the diagnosis of liver metastases and tumour recurrence result of CT have a high relevance. In the staging of malignancies in the other parts of the GI tract a correct TNM classification is not achieved for a sufficient number of patients. In these cases CT is to be seen as an additive procedure for evaluating the local spread and in the diagnosis of potential liver metastases.

Allgemeine Vorbemerkungen

Die Neoplasien des Gastrointestinaltraktes zählen zu den häufigsten Malignomen, wobei diese, unabhängig von der Lokalisation, meist in einem fortgeschrittenen Stadium klinisch manifest werden. Mit Ausnahme des Pankreaskarzinoms können für die Tumoren des Verdauungstraktes in einem Frühstadium nach adäquater operativer Therapie sehr hohe 5-Jahres-Überlebensraten erreicht werden, während in fortgeschrittenen Stadien die Prognose ungünstig ist. Für die Differentialtherapie wird von der Diagnostik dieser Erkrankungsentitäten eine möglichst frühe Erfassung, ein genaues Staging gemäß der TNM-Klassifikation und eine zuverlässige, differentialdiagnostische Abgrenzung der verschiedenen malignen Tumoren untereinander bzw. von benignen Veränderungen erwartet.

Im Gegensatz zu den Doppelkontrastuntersuchungen oder der Endoskopie, die kleinste muköse Veränderungen erfassen können, ermöglicht die Computertomographie (CT) potentiell die Beurteilung der gesamten Tumorausdehnung einschließlich der Metastasen. Ihrer Rolle beim Staging der Tumoren des Gastrointestinaltraktes wird jedoch, abhängig von der Primärlokalisation und der Fragestellung, in der Literatur kontrovers beurteilt, insbesondere seit Einführung neuer diagnostischer Modalitäten wie endoskopischer Ultraschall bzw. Magnetresonanztomographie.

Generell ist anzumerken, daß eine ausreichende Beurteilbarkeit der gastrointestinalen Organe nur dann gegeben ist, wenn eine optimale Aufdehnung der Wand durch orale Kontrastierung erzielt worden ist. Im allgemeinen erfolgt die Untersuchung nach protrahierter, positiver Kontrastierung mittels Jod- oder Bariumsulfat-

Dr. Adrian Oberstein
Altkönigstraße 7
D-55127 Mainz

haltigen Kontrastmittel (KM). Andererseits werden besonders gute Untersuchungsergebnisse nach Gabe von KM, die im Vergleich zu den umgebenden Strukturen hypodens sind (Wasser, lipidhaltige Emulsionen, Luft), berichtet [1–4]. Die Menge und Zeitdauer der Einnahme der KM richtet sich nach der Primärtumorlokalisation. Bei Vorliegen von Kolonkarzinomen erfolgt zusätzlich eine rektale Kontrastierung und die Markierung der Vagina mittels eines Tampons. Eine gefüllte Harnblase erleichtert die Feststellung der Beziehung extravesikaler Raumforderungen zur Harnblase. Antiperistaltische Pharmaka werden seit der Einführung der Spiral-CT, die eine sehr schnelle Untersuchung ermöglicht, weniger zur Artefaktreduktion, als vielmehr zur Verbesserung der Beurteilbarkeit durch die maximale Aufdehnung eingesetzt. Falsch-positive Befunde resultieren aus einer unzureichenden Kontrastierung und Aufdehnung des Lumens mit kollabierten Falten und Darmschlingen. In allen Fällen erfolgt neben der oralen auch eine intravenöse Bolus-Kontrastierung, um durch das Anreicherungsverhalten eine Tumorcharakterisierung bzw. eine bessere vaskulare Demarkierung zu erzielen. Grundsätzlich wird die CT-Untersuchung (vorzugsweise Spiral-CT) in Rückenlage durchgeführt. Die Schichtdicke beträgt für die Untersuchungen des Hohlraumsystems 8–10 mm, zur Beurteilung des Pankreas 4–6 mm. Die verbesserte Auflösung eines Wandabschnitts kann durch die Wahl dünner Schichten, durch eine Seit- oder Bauchlagerung bzw. eine wiederholte Untersuchung des interessierenden Bereiches erzielt werden [5, 6].

Für eine hohe diagnostische Ausbeutung ist nicht nur die optimale Technik, sondern auch die standardisierte Befundung von großer Relevanz [7]. Auch wenn die gefundenen Veränderungen für sich genommen nicht spezifisch sind, können sie in der Zusammenschau und unter Einbeziehung klinischer Daten wichtige Rückschlüsse auf die zugrundeliegende Erkrankung erbringen. In erster Linie werden innere und äußere Kontur, Dichte und KM-Verhalten der Darmwand bzw. der parenchymatösen Organe beurteilt. Des weiteren sind die Beschaffenheit des umgebenden Fettgewebes und die Beziehung zu den Nachbarorganen bzw. Gefäßstrukturen von Bedeutung. In bezug auf eine Fernabsiedlung werden Lymphknoten (LK), die großer als 1 cm sind, bzw. bei geringerem Durchmesser diejenigen, die gruppiert auftreten, als befallen angesehen. Regelmäßig mitbewertet werden die miterfaßten Lungen- und Skelettanteile bzw. der Gesamtaspekt des Peritoneums.

CT des Ösophagus

Das Management des Ösophaguskarzinoms gilt als besonders kritisch, da viele der Patienten in einem Stadium symptomatisch werden, in dem eine kurative Resektion nicht mehr möglich ist. Diagnostisches Ziel ist somit eine präzise Statusbestimmung vor einer anzustrebenden Operation, die weiterhin Therapie der Wahl ist.

Als CT-Kriterien eines Ösophaguskarzinoms gelten die fokale Wandverdickung über 5 mm mit Obliteration bzw. Verlagerung des Lumens und prästenotischer Dilatation (Abb. 1). Gemäß der aktuellen TNM-Klassifikation werden die verschiedenen Stadien durch die Infiltrationstiefe des Tumors bestimmt. Da computertomographisch die unterschiedlichen Wandanteile nicht differenziert werden können, ist eine Definition früher Tumoren nicht möglich [8]. Hingegen ermöglicht die CT die Bestimmung der Infiltration in das Mediastinum bzw. in die Nachbarorgane mit hoher Wahrscheinlichkeit (Tab. 1). Kennzeichen einer tracheobronchialen Infiltration ist bei Vorliegen einer Untersuchung in Inspiration die Vorwölbung der Pars membranacea tracheae, die Ummauerung und die Knorpeldestruktion [10]. Die Aorta gilt als sicher infiltriert, wenn mehr als 90° der Zirkumferenz vom Tumor tangiert werden bzw. wenn das Fettgewebe zwischen Ösophagus, Aorta und der Wirbelsäule obliteriert ist [12]. Ist dieser Winkel kleiner als 45°, so liegt meist keine Infiltration vor. Bei einer Tumorausdehnung zwischen 45 und 90° treten häufiger falsch-positive Befunde auf [12]. Der Verlust der trennenden Fettlamelle zwischen Ösophagus und Perikard wird als Ausdruck der Tumorinvasion in diesen Abschnitt angesehen [12]. Probleme bei der Beurteilung ergeben sich bei kachektischen Patienten, bei denen trennende Fettschichten häufig fehlen, und Patienten nach Radiatio, bei denen eine Dichteerhöhung des mediastinalen Fettgewebes eine Tumorinfiltration vortäuschen kann. In der Literaur wird ebenfalls auf die eingeschränkte Wertigkeit der CT bei der Beurteilung der pleuralen Mitbeteiligung und der Ausdehnung in Richtung des Magens hingewiesen [7]. Eine wichtige Rolle spielt die CT nicht nur bei der Beurteilung fortgeschrittener Tumoren, sondern auch bei der Erfassung von Frührezidiven, wodurch die Planung geeigneter Paliativmaßnahmen erleichtert wird [13].

Die CT ist im Hinblick auf die Erfassung tumorbefallener LK wenig treffsicher (Tab. 1). Liegt nach den definierten Kriterien eine

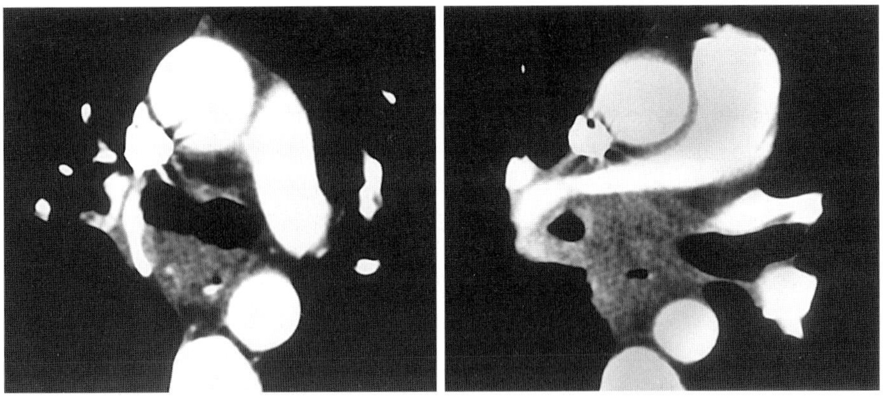

Abb. 1. Fortgeschrittenes Ösophaguskarzinom mit breitflächiger Infiltration in das Mediastinum, langstreckigem Kontakt zum linken sowie Ummauerung und Stenose des rechten Hauptbronchus. Auf mehreren Schnitten nachweisbare breite Kontaktfläche zur Vena azygos und zur rechten Pulmonalarterie, die auf eine Gefäßmitbeteiligung hinweist.

Tab. 1. Wertigkeit der CT-Befunde bei der Beurteilung des Ösophaguskarzinoms [9–11]

Befund	Sensitivität, %	Spezifität, %	Treffsicherheit, %
Tracheobronchiale Invasion	93	98	97
Aorteninvasion	88	96	94
Perikardiale Invasion	94	94	94
Mediastinale Adenopathie	48	90	70
Abdominale Adenopathie	61	94	82

LK-Vergrößerung vor, so wird die Wahrscheinlichkeit eines Befalls mit 90% angegeben. Besonders mediastinal finden sich häufig befallene LK von unter 1 cm Größe, die beschrieben werden sollten, damit sie gegebenenfalls mitentfernt werden. Die Sensitivität sinkt erheblich, werden nur vergrößerte LK berücksichtigt [14]. Bei Nachweis von prominenten LK sind diese grundsätzlich in Beziehung zur Lage des Primärtumors zu setzen, da hiervon die Stadieneinteilung wesentlich abhängt. So wird der Befall abdominaler LK bei Vorliegen eines distalen Ösophaguskarzinoms als N1 klassifiziert, während bei einem proximalen Karzinom dies zu einer M1-Einstufung führt.

Kritische Wertung: Auch neuere Arbeiten betonen den Wert der CT in der präoperativen Diagnostik, auch wenn die Bewertung gemäß der TNM-Klassifikation nur sehr eingeschränkt möglich ist [15–17]. Bei Anwendung der oben genannten Kriterien erfolgt mittels CT die Einstufung der Patienten in drei Kategorien:

- Wird im CT eine Umgebungsinfiltration bzw. eine Fernmetastasierung nicht nachgewiesen, so liegt eine Läsion vor, die in kurativer Intention operiert werden kann.
- Im Falle eines nachgewiesenen sicheren Befalls umgebender Organe sollten lediglich paliative Maßnahmen in Betracht gezogen werden.
- Bei einem Teil der Patienten ist die CT inkonklusiv, so daß eine weitere, unter Umständen erst intraoperative Abklärung erforderlich ist.

CT des Magens

Mit der klinischen Einführung der Doppelkontrastradiographie und der Endoskopie ist eine Frühdiagnose des Magenkarzinoms erreicht worden. Trotzdem weisen etwa 25% der Patienten bei der Diagnosestellung ein fortgeschrittenes Krankheitsstadium auf. Wie im Falle des Ösophaguskarzinoms wird eine möglichst radikale operative Therapie angestrebt.

Die Indikation zur CT-Untersuchung ist zur Beurteilung eines möglichen organüberschreitenden Wachstums gegeben. Frühstadien lassen sich trotz einer guten Darstellung in Hypotonie und mittels hypodensen, oralen KM aufgrund der fehlenden Auflösungsfähigkeit der einzelnen Wandschichten nur eingeschränkt beurteilen [2, 8]. Fokale, asymmetrische, irreguläre und noduläre Wandverdickungen von über 10 mm mit Störung der Faltenstruktur gelten als tumorsuspekt und werden mit einer Sensitivität von bis zu 95% erfaßt [2, 17]. Hingegen sind bei diffusen und langstrekkigen Veränderungen Entzündungen wahrscheinlicher, wobei jedoch fortgeschrittenen Malignomstadien, Lymphome oder Leiomyosarkome in die Differentialdiagnose miteinzubeziehen sind. Bei der computertomographischen Bewertung ist jedoch zu beachten, daß Abschnitte, die schräg von den transversalen CT-Schnitten getroffen werden, wie z.B. der ösophagogastrische Übergang, eine Wandverdickung und somit einen Tumor vortäuschen können. Zur Vermeidung dieser Situation ist eine unterschiedliche Lagerung des Patienten hilfreich [5, 18]. Auch das Kontrastverhalten nach i.v. Gabe kann die Differenzierung erleichtern. Die Linitis plastica weist eine starke KM-Anreicherung auf, die übrigen Karzinome reichern nur mäßig an. Die Lymphome imponieren demgegenüber durch eine geringe KM-Aufnahme. Die Leiomyosarkome zeigen ein deutliches, jedoch inhomogenes KM-Enhancement [2, 5].

Von größerer Bedeutung als der Nachweis intragastraler Tumoranteile ist die Erfassung der Umgebungsinfiltration, die sich als strangförmige oder noduläre Verdichtung des umgebenden Fettgewebes manifestiert [2, 19]. Zusätzlich zur visuellen Bewertung soll die Dichtemessung des umgebenden Fettgewebes eine Verbesserung der Treffsicherheit erbringen [19]. Von diesem als T3 zu klassifizierenden Stadium sind Tumoren zu unterscheiden, bei denen das Fehlen einer Fettlamelle an den Nachbarorganen, eine umschriebene Volumenvermehrung, eine abweichende Kontrastierung oder Störung der zu erwartenden Architektur eine Infiltration und damit ein T4-Stadium anzeigen (Abb. 2). Während die Organveränderungen als sichere Kriterien einer Infiltration gelten, weisen die Autoren darauf hin, daß eine bestehende Organüberschreitung im CT häufig

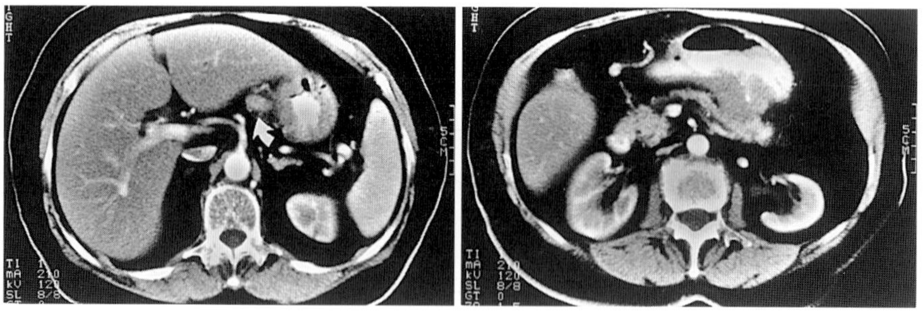

Abb. 2. Ausgedehntes, exulzerierendes Karzinom im Bereich des Magenkorpus, das vornehmlich in die große Kurvatur einwächst und bei Nachweis einer Unschärfe der äußeren Kontur sich als organüberschreitend darstellt. Die fehlende Trennung vom Pankreas im vorliegenden Bild entspricht einem Partialvolumeneffekt. Weder auf den anderen Schnitten noch intraoperativ war eine Pankreasinfiltration nachweisbar. Im Bereich der kleinen Magenkurvatur fanden sich mehrere bis 1,5 cm große, tumorsuspekte Lymphknoten.

Tab. 2. Übersicht über die in der Literatur berichteten Ergebnisse der CT-Diagnostik des Magen-Darm-Traktes [7, 20]

Organregion	Sensitivität, %	Treffsicherheit für Fettgewebsinfiltrationen, %	Vorhersagewahrscheinlichkeit, %	
			positiv	negativ
Magen	bis 95	61–90	81–91	40–90
Dünndarm	80	61	–	–
Kolon/Rektum	84–95	61–81	50–95	19–61
Rektumrezidiv	88	–	69	67
Lymphknoten	41–75	–	–	–

nicht nachweisbar ist. Als Grund wird das Vorliegen einer mikroskopischen Infiltration bzw. das Fehlen einer Fettlamelle bei kachektischen Patienten angegeben [7, 20]. Ebenfalls von großer Relevanz ist die Diagnose eines Tumorrezidivs, der sich in den meisten Fällen extraluminal manifestiert [21].

Die Wertigkeit des CT-Stagings wird sehr unterschiedlich beurteilt. Die Treffsicherheit der Diagnose einer Organinfiltration liegt zwischen 61 und 90% [7, 17, 19, 22, 23]. Für die Beurteilung der Resektabilität werden positive Vorhersagewahrscheinlichkeiten von 81–91% und negative von 40–90% angegeben (Tab. 2) [17, 22, 24]. Im von Sussmann et al. [20] untersuchten Kollektiv (n = 75) waren 31% der Patienten einem falsch-niedrigen Tumorstadium zugeordnet worden, da ein Tumorwachstum in Nachbarorgane oder eine Peritonealkarzinose nicht erfaßt werden konnte bzw. tumorbefallene, jedoch normal große LK vorlagen. Gleichzeitig waren 16% der Stadien überklassifiziert.

Obwohl Magenkarzinome zunächst in regionale LK metastasieren, lassen sich LK auch bei kleinen Tumoren aufgrund eines dichten, intramuralen Lymphgefäßnetzes an vom Tumor entfernteren Abschnitten nachweisen. Therapierelevant ist weniger der Nachweis vergrößerter LK peripylorisch, im Ligamentum gastrocolicum oder gastrohepaticum, da diese als N1 eingestufte LK ohnehin im Rahmen einer Gastrektomie mitentfernt werden. Die Demonstration von LK in der Leberpforte, im Lig. hepatoduodenale und peripankreatisch, die als sekundäre LK-Stationen (N2) angesehen werden, ist sowohl prognostisch als auch im Hinblick auf die Operationsplanung von größerer Bedeutung, da deren Resektion nicht routinemäßig erfolgt. Die Treffsicherheit für den Nachweis pathologischer LK schwankt zwischen 58 und 75%, wobei diese für lokale geringer ist als für entfernter auftretende [17, 20, 22–24].

Kritische Wertung: Nach Diagnose fortgeschrittener Magenkarzinome mittels Doppelkontrastuntersuchungen bzw. der Endoskopie dient die CT zur Erfassung der Gesamttumorausdehnung und der Fernmetastasen. Eine ebenfalls wichtige Rolle spielt das CT in der Tumornachsorge. Bei Vorliegen früher Tumorstadien hat die Methode eine nur untergeordnete Bedeutung und ist lediglich zum Ausschluß einer Lebermetastasierung einzusetzen.

CT des Pankreas

Die zunehmende Verfeinerung des Instrumentariums für die Diagnostik des Pankreaskarzinoms hat zu einer drastischen Reduktion der diagnostischen Laparotomien geführt. Trotzdem werden die meisten Tumoren in einem fortgeschrittenen Stadium diagnostiziert, so daß unabhängig von der angewandten Operationmethode die 5-Jahres-Überlebensrate bei etwa 5% geblieben ist [25].

Die malignen Tumoren des Pankreas stellen sich nach i. v. Bolus-KM-Gabe meist als ein gegenüber dem übrigen Parenchym hypodenses Areal dar [26, 27]. Dieser Befund ist unspezifisch. Aufgrund ihrer Häufigkeit handelt es sich hierbei in 90% der Fälle um Adenokarzinome duktalen Ursprungs. Lymphommanifestationen, Metastasen oder Herde einer chronischen Pankreatitis sind jedoch hiervon nicht zu unterscheiden. Die CT besitzt sowohl für solide als auch für zystische Tumoren eine hohe Sensitivität [26, 27]. Diese sind ab einer Größe von 1–2 cm nachweisbar, doch werden T1-Stadien aufgrund fehlender Symptome nur bei wenigen Patienten erfaßt [26]. Die meisten Tumoren entspechen einem T2-Stadium mit Einbeziehung und konsekutiver Dilatation des Ductus Wirsungianus und/oder des D. choledochus, einer Infiltration ins peripankreatische Gewebe bzw. Duodenum oder einem T3-Stadium. Im letzteren sind dann Gefäßummauerungen und ein direktes Tumorwachstum in die benachbarten Organe (Magen, Milz, Kolon, linke Nebenniere) nachweisbar. Die computertomographische Größenangabe ist in 70% der Befunde mit dem pathologischen Präparat identisch, wobei die beste Übereinstimmung (100%) für Tumoren zwischen 2 und 5 cm Größe gelingt [28]. Die lokale Tumorresektabilität wird in etwa 72% der Fälle zutreffend angegeben, eine korrekte Aussage im Hinblick auf einen nichtresektablen Befund gelingt bei 100% der Patienten [26]. Die Demonstration von befallenen LK erfolgt lediglich in 15–30% der Fälle und auch der Nachweis eines peritonealen Befalls gelingt meist bei einem ausgedehnten Befund [26, 27].

In diesem Zusammenhang ist darauf hinzuweisen, daß die Einführung der Spiral-CT-Technik einen wesentlichen Fortschritt in der CT-Diagnostik des Pankreas darstellt. Die rasche, volumentrische Datenakquisition in Atemstillstand erlaubt die Untersuchung zum Zeitpunkt der maximalen Gefäßkontrastierung. Die axialen Schnitte, gegebenenfalls ergänzt durch multiplanare Rekonstruktionen, können die Treffsicherheit in bezug auf eine Gefäßbeteiligung erhöhen, so daß eine invasive Gefäßdarstellung nur noch Einzelfällen vorbehalten bleibt [6, 29]. Ferner ermöglicht diese Technik die zweifache Untersuchung der Region in kurzer zeitlicher Folge (Abb. 3). Dadurch wird eine bessere Charakterisierung einzelner Gewebebestandteile und eine Sensitivitätserhöhung für hypervaskularisierte Tumoren (z. B. Insulinome) ermöglicht [30].

Kritische Wertung: Die Spiral-CT des Pankreas ist zur Zeit sowohl im Hinblick auf die lokale Ausdehnung als auch bezüglich der Fernmetastasen das beste Verfahren zur umfassenden Beurteilung eines Pankreaskarzinoms.

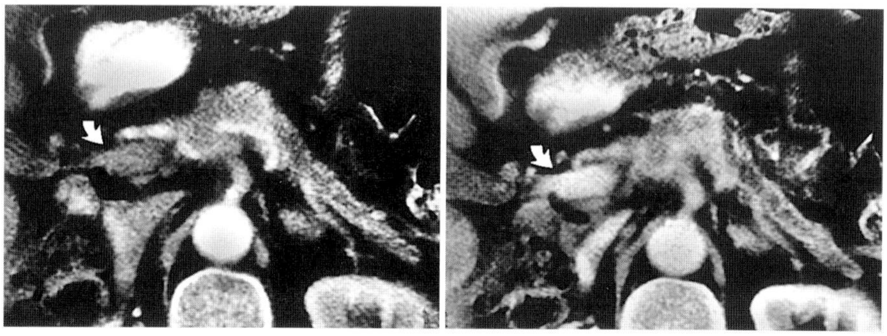

Abb. 3. Großes Karzinom des Pankreaskopf-/-korpus-Überganges, das sowohl ins umgebende Fettgewebe infiltriert als auch die Gefäße des Truncus coeliacus miteinbezieht. Die in Doppel-Spiral-Technik angefertigte Untersuchung demonstriert in der ersten Phase deutlich die Gefäßmitbeteiligung. In der zweiten Phase demarkieren sich die zentralen, hypovaskulären Tumoranteile und der erheblich dilatierte Ductus Wirsungianus wesentlich deutlicher. Eine in der ersten Phase weichteildichte ovaläre Struktur erweist sich zum späteren Zeitpunkt als Anschnitt der Vena portae.

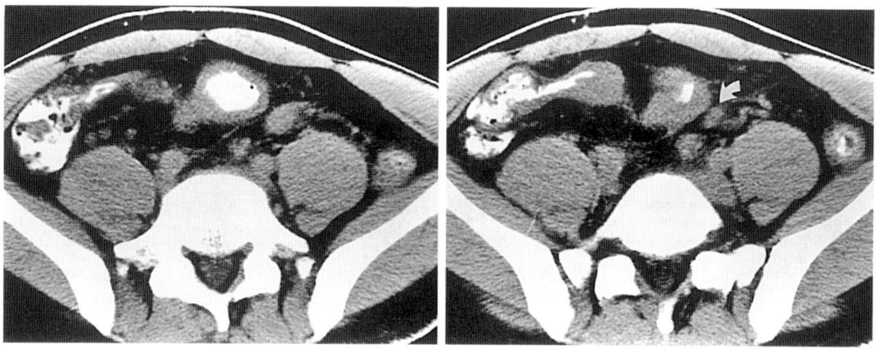

Abb. 4. Langstreckige Verdickung der Wand des terminalen Ileums mit prästenotischer Dilatation sowie proximal hiervon nachweisbare, vergrößerte Lymphknoten als Ausdruck eines Lymphombefalls.

CT des Dünndarms

Tumoren des Dünndarms machen lediglich 1% der malignen gastrointestinalen Raumforderungen aus und charakterisieren sich histologisch als Adenokarzinome, Lymphome, Karzinoide oder Sarkome. Wie in den anderen Abschnitten des Magen-Darm-Traktes werden die Dünndarmmalignome als 3 mm überschreitende, exzentrische oder asymmetrische Wandverdickungen mit konsekutiver Lumeneinengung CT-morphologisch erfaßt [5, 31]. Im Gegensatz zu den anderen Tumorbildungen weisen die Lymphome einen langstreckigen Befall auf (Abb. 4) und sind dann besonders gegenüber entzündlichen Veränderungen abzugrenzen. Die Rolle der CT im Rahmen des Stagings ist aufgrund der jeweils kleinen untersuchten Fallzahlen nicht abschließend geklärt. In einer neueren Arbeit, die insgesamt 35 Patienten umfaßte, wurden eine Sensitivität von 80% und eine richtige präoperative Einstufung bei 61% der Patienten angegeben (Tab. 2) [32].

Kritische Wertung: Da der Dünndarm durch andere Untersuchungsverfahren nur inkomplett zu beurteilen ist, stellt die CT ein wesentliches additives Verfahren im Rahmen der Abklärung pathologischer Prozesse mit Dünndarmbeteiligung dar.

CT des Kolons und des Rektums

Die kolorektalen Karzinome stellen die größte Gruppe gastrointestinaler Tumoren dar. Moderne Therapieansätze (z. B. Radiochemotherapie des Rektums, aggressive Metastasenchirurgie der Leber) haben zu einer Verbesserung der Überlebenszeit geführt, so daß dem zuverlässigen Staging eine wachsende Bedeutung zukommt. Die Primärdiagnostik erfolgt mittels Bariumeinlauf bzw. Endoskopie, die Bestimmung der lokalen Tumorausdehnung bzw. die Fernmetastasierung erfordert den Einsatz von Schnittbildverfahren. Ebenfalls von großer Bedeutung ist der Nachweis von Rezidivien, nach dem zwischen 30 und 50% der operierten Patienten ein Lokalrezidiv erleiden und etwa 50% daran sterben [33].

Der typische CT-Befund einer über 5 mm hinausgehenden umschriebenen oder zirkulären Wandverdickung einer Lumeneinengung und im Falle einer Organüberschreitung eines Nachweises von Verdichtungen des Fettgewebes kann im Verlauf des Colon ascendens bzw. descendens und im Rektum aufgrund ihres axialen Verlaufs gut erfaßt werden (Abb. 5). Hingegen werden insbesondere kleinere Befunde im Colon transversum infolge seines horizontalen Verlaufs und dadurch resultierender Partialvolumeneffekte weniger gut erfaßt (Abb. 6). Während die Sensitivität der Untersuchung für das gesamte Kolon bei bis zu 84% angegeben wird [3, 4], soll für Rektumtumoren eine Sensitivität von bis zu 98% bei intraluminaler Kontrastierung mit Wasser erreicht werden können [1, 34–37].

Da, wie angegeben, die CT die Differenzierung einzelner Wandschichten nicht erlaubt, hat die Methode beim primären Staging einen nur eingeschränkten Wert. Die meisten Arbeitsgruppen sehen, wie im Falle des Magenkarzinoms, die Rolle der CT als Zusatzverfahren zur Beurteilung des wandüberschreitenden Wachstums, zur Differenzierung der T3- von T4-Tumoren. Bei der Unterscheidung der T2- von T3-Stadien haben mehrere Arbeitsgruppen die unsichere Aussage des Verfahrens belegt. Wegen des fehlenden Nachweises von Mikrometastasen jenseits der Serosa wurden Übereinstimmungen des computertomographischen Befundes mit

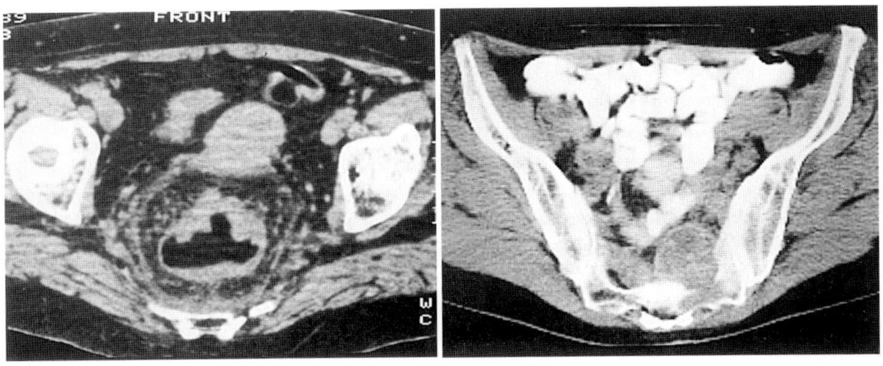

Abb. 5. Rektumkarzinom mit irregulärer Verdikkung der ventralen Wandanteile und Konturunschärfe gegenüber dem umgebenden Fettgewebe. Als Ausdruck des Tumorbefalls des perirektalen Fettgewebes finden sich zahlreiche Noduli, die untereinander über streifige Ausläufer in Verbindung stehen. 18 Monate nach erfolgter Rektumamputation lag ein großes Tumorrezidiv mit Arrosion der linksseitigen Os-sacrum-Anteile vor.

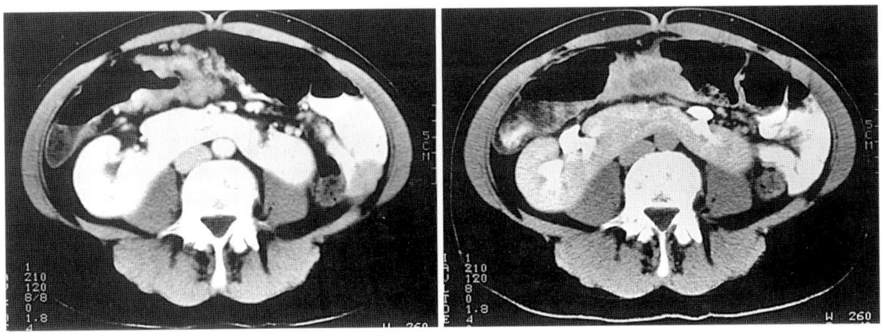

Abb. 6. Ausgedehntes Karzinom des Colon transversum mit einer Wandverdickung auf etwa 2 cm und zirkulärem Wachstum. Nebenbefund: Hufeisenniere.

dem histologischen Ergebnis nur in bis zu 68% der Fälle gefunden [34–36]. Folglich werden von den unterschiedlichen Arbeitsgruppen je nach Tumorlokalisiation positive Vorhersagewahrscheinlichkeiten von 50–95% und negative Vorhersagewahrscheinlichkeiten von 19–61% angegeben (Tab. 2) [34–36].

Einen höheren Stellenwert besitzt die CT in der Diagnostik von Rezidiven nach einer Operation. Computertomographisch gelingt ein Tumornachweis bei noch asymptomatischen Patienten ohne CEA-Titererhöhung. Insbesondere nach abdomino-perinealen Exstirpationen erfolgt eine ausgedehnte lokale Narbenbildung mit zunächst unscharfen Rändern und einer Schrumpfungstendenz im Verlauf der ersten 4 postoperativen Monate. Jede Weichteilvermehrung gegenüber einem Ausgangsbefund, inbesondere wenn sie asymmetrisch oder destruierend erfolgt (Abb. 5), bedarf einer weiteren Abklärung, wozu sich unter anderem die CT-gesteuerte Punktion gut eignet. Dynamischer Kontrastuntersuchungen dieser Region mit Erstellung von Zeit-Dichte-Kurven, die einen initial sehr starken Dichteanstieg in den Rezidiven zeigen, sollten die Differenzierung erleichtern [38]. Die Sensitivität der CT bei dieser Patientengruppe wird mit 69–88%, die positive Vorhersagewahrscheinlichkeit mit 69%, die negative mit 67% angegeben (Tab. 2) [38, 39].

Die Diagnostik des N-Stadiums kolorektaler Tumoren unterliegt der gleichen Problematik, wie sie beim Staging der übrigen Magen-Darm-Abschnitte geschildert wurde [40]. Je nach Patientenkollektiv und zugrundegelegten Beurteilungskriterien werden Sensitivitäten zwischen 41 und 64% und eine negative Vorhersagewahrscheinlichkeit um 50% angegeben [34–36].

Kritische Wertung: Wie im Falle des Magenkarzinoms ist der Einsatz der CT vornehmlich zur Beurteilung fortgeschrittener Tumorstadien und der Fernmetastasierung sowie besonders im Rahmen der Tumornachsorge indiziert.

Wertigkeit der CT der Metastasendetektion

Die Leber stellt den Hauptmetastasierungsort für alle gastrointestinalen Tumoren dar. Kleine Metastasen liegen zum Zeitpunkt der Primärtherapie bereits in 15–20% der Fälle vor [41]. 40% der Patienten mit kolorektalen Tumoren erleiden im Verlauf ihrer Erkrankung eine Lebermetastasierung [42].

Die Abgrenzung von Lebertumoren vom normalen Leberparenchym beruht in der CT, neben der unterschiedlichen Strahlenabsorption infolge der abweichenden Gewebezusammensetzung, im wesentlichen auf der voneinander differierenden Perfusion. Während maligne Lebertumoren eine überwiegend arterielle Durchblutung haben, weist das normale Gewebe eine vornehmlich portalvenöse Versorgung auf. Da die Gefäßdichte der gastrointestinalen Lebermetastasen gewöhnlich geringer ist als die des umgebenden Leberparenchyms, erhalten dies Läsionen zum Zeitpunkt des maximalen Dichteanstiegs des Leberparenchyms, d. h. 45–60 s nach der KM-Gabe, eine geringe KM-Menge, so daß sie im Vergleich zur Umgebung hypodens erscheinen. Mit größeren KM-Volumina (150 ml) und schnellen Infusionsraten (4 ml/s) werden ein höherer Herd-Parenchym-Kontrast erzielt und die Sensitivität verbessert [43, 44]. Die Untersuchung der Leber sollte gegenwärtig nur noch in Spiral-Technik durchgeführt werden, da so das Organ in einer Atemstillstandsphase lückenlos zum Zeitpunkt der größten Parenchymkontrastierung erfaßt werden kann. Mit Hilfe dieser Technik ist es auch möglich, die Leber in zwei unterschiedlichen Kontrastierungsphasen zu untersuchen, wodurch einerseits die Sensitivität für hypervaskularisierte Metastasen erhöht, andererseits die Charakterisierung der vorliegenden Herdbefunde erleichtert wird. Die Sensitivität der Herddetektion liegt, abhängig von der Herdgröße, zwischen 70 und 90%, die Spezifität wird mit 81–92% angegeben [40, 45]. Zwar sind bei optimaler Technik weni-

ge Millimeter große Läsionen erfaßbar, die Einschätzung ihrer Dignität ist dann allerdings nur noch eingeschränkt möglich.
Eine weiterführende Methode zur Erfassung von Lebermetastasen besteht in der Untersuchung der Leber nach selektiver, indirekter Kontrastierung im Rahmen einer CT-Angioportographie (CTAP). Dieses Verfahren besitzt im Vergleich zu den übrigen mit 90–95% die höchste Sensitivität [11, 46, 47], ist jedoch aufgrund der Invasivität und der hohen Kosten nur denjenigen Patienten vorbehalten, die bei Verdacht auf eine Filialisierung einer Metastasenoperation zugeführt werden sollten.
Ein weiterer häufiger Metastasierungsort ist das Peritoneum, wobei computertomographisch die Peritonealkarzinose sich als knötchenartige Verdichtung der Bauchwand bzw. des Mesenteriums manifestiert. Weitere Zeichen sind die plattenförmige Verdickung des Omentum majus und viszero-viszerale oder viszero-parietale Adhäsionen von Darmschlingen. Im Frühstadium bleibt der Befall okkult; im Verlauf ist er um so besser zu erfassen, je größer die Tumormassen werden und je mehr Aszitesflüssigkeit vorliegt. In diesen Stadien kann eine Sensitivität von bis zu 90% erreicht werden [48, 49].
Kritische Wertung: Bei der Erfassung von Lebermetastasen kommt der CT, verglichen mit den übrigen Diagnosemodalitäten, zur Zeit die bedeutendste Stellung zu. Eine sichere Aussage in bezug auf eine Peritonealkarzinose gelingt erst in fortgeschrittenen Fällen.

Schlußfolgerungen

Eine optimale Technik und eine standardisierte Befundung vorausgesetzt, ist die CT als ein wichtiges Untersuchungsverfahren im Rahmen des Tumorstagings anzusehen. Aufgrund der geringen Treffsicherheit bei der Diagnose früher Stadien sowie des LK-Befalls ist das Verfahren bevorzugt zur Abklärung der lokalen Ausdehnung und eventueller Fernabsiedlungen bei fortgeschrittenen Tumorerkrankungen sowie im Rahmen der Tumornachsorge einzusetzen. Trotz der bestehenden Einschränkungen erweist sich die Methode auch bei der Beurteilung entfernter LK-Stationen, die intraoperativ nicht immer gesehen werden können, als wertvoll. Bei allen Zielsetzungen der Untersuchung ist stets zu beachten, daß die beobachteten Veränderungen unspezifisch sind und nur in beschränktem Maße Rückschlüsse auf die Ätiologie zulassen.

Literatur

1 Angelelli G, Marcarini L, Lup L: Rectal carcinoma: CT staging with water as contrast medium. Radiology 1990;177:511–513.
2 Cho JS, Kim JK, Rho SM, Lee HY, Jeong HY, Lee CS: Preoperative assessment of gastric carcinoma: Value of two-phase dynamic CT with mechanical iv. injection of contrast material. AJR 1994;163:69–75.
3 Gaa J, Deininger HK: Computertomographie kolorektaler Tumore mit Wasser als endoluminales Kontrastmittel Fortschr Rontgenstr 1990;152: 723–726.
4 Walker D, Blaquiere RM: Technical note: Low density contrast in upper abdominal computed tomography. Br J Radiol 1995;68:80–81.
5 Balthasar EJ: CT of the gastrointesinal tract, principles and interpretation. AJR 1991;156:23–32.
6 Fishman EK, Wyatt SH, Ney DR, Kuhlman JE, Siegelman SS: Spiral CT of the pancreas with multiplanar display. AJR 1992;159:1209–1215.
7 Schwickert H, Meurer A, Schweden F, Heintz A, Schild H: Computertomographisches Staging gastrointestinaler Tumore. Fortschr Rontgenstr 1992;156:452–459.
8 Greenberg J, Durkin M, van Drunen M, Aranha GV: Computed tomography or endoscopic ultrasonography in preoperative staging of gastric and esophageal tumors. Surgery 1994;116:696–701.
9 Gayet B, Frija J, Cahuzac J: The usefulness of computed tomography in oesophageal carcinoma. A prospective and 'blind' study. Gastroenterol Clin Biol 1988;12:23–28.
10 Halvorsen RA, Thomson WM: CT of oesophageal neoplasms. Radiol Clin North Am 1989;27:667–685.
11 Mühling T, Kuklinski MR, Hübsch T: Computertomographie des Ösophaguskarzinoms: Korrelation der computertomographischen und postoperativen Befunde. Fortschr Rontgenstr 1985;143:189–193.
12 Takashima S, Takeuchi N, Shiozaki H: Carcinoma of the oesophagus: CT vs. MR imaging in determining resectability. AJR 1991;156:297–302.
13 Recht P, Coleman BG, Barbot DJ: Recurrent esophageal carcinoma at thoracotomy incisions: Diagnostic contribution of CT. JCAT 1989;31:58–60.
14 Matsubara T, Ueda M, Nakajima T: Preoperative assessment of lymph nodes in the prediction of disease spread and outcome in cancer of the thoracic oesophagus. Br J Surg 1995;82:356–359.
15 Lanfermann H, Krestin GP, Muller JM: Die Wertigkeit der Computertomographie beim Staging des Ösophaguscarzinoms. Rontgenblatter 1990;43:241–244.
16 Oberstein A, Bockhorn H, Meves M: Der Wert der CT bzw. der MRT für das Staging des Ösophagus- bzw. des Kardiakarzinoms im Vergleich zur konventionellen Diagnostik. Bildgebung 1989;56:91–96.
17 Rasch L, Brenoe J, Olesen K: Predictability of esophagus- and cardiatumor resectability by preoperative computed tomography. Eur J Radiol 1990;11:42–45.
18 Marks WM, Callen PW, Moss AA: Carcinoma of the oesophagogastric junction: Source of confusion on CT. AJR 1985;136:359–362.
19 Tsuburaya A, Noguchi Y, Matsumoto A, Kobayashi S, Masukawa K, Horiguchi K: A preoperative assessment of adjacent organ invasion by stomach carcinoma with high resolution computed tomography. Surg Today 1994;24:299–304.
20 Sussmann SK, Halvorsen RA, Illescas FF: Gastric adenocarcinoma: CT versus surgical staging. Radiology 1988;167:335–340.
21 Ha HK, Kim HH, Kim HS, Lee MH, Kim KT, Shinn KS: Local recurrence after surgery for gastric carcinoma: CT findings. AJR 1993;161:975–977.
22 Andacker L, Morales O, Hojer H: Evaluation of preoperative computed tomography in gastric malignancy. Surgery 1991;109:132–135.
23 Ziegler K, Sanft C, Zimmer T, Zeitz M, Felsenberg D, Stein H, Deutschmann C, Germer C, Riecken EO: Comparison of computed tomography, endosonography, and intraoperative assessment in TN staging of gastric carcinoma. Gut 1993;34:604–610.
24 Maerz LL, Deveney CW, Lopez RR, McConnell DB: Role of computed tomographic scans in the staging of esophageal and proximal gastric malignancies. Am J Surg 1993;165:558–560.
25 Caneron JL, Crist DW, Sitzman JV: Factors influencing survival after pancreaticoduodenectomy for pancreatic cancer. Am J Surg 1991;161:120–125.
26 Freeny PC, Traverso LW, Ryan JA: Diagnosis and staging of pancreatic adenocarcinoma with dynamic computed tomography. Am J Surg 1993;165:600–606.
27 Warshaw AL, Castilo CF: Pancreatic carcinoma. N Engl J Med 1992;326:455–465.
28 Ballard RB, Hoffman JP, Guttman MC, Barber L, Litwin S: How accurate is size measurement of pancreas cancer by computed axial tomography (CT) scanning? Am Surg 1995;61: 686–691.
29 Dupuy DE, Costello P, Ecker CP: Spiral CT of the pancreas. Radiology 1992;183:815–818.
30 Gryspeerdt S, van Hoe L, Baert AL, Marchal G: Spiral CT of the pancreas. J Belge Radiol 1995;78:98–101.
31 Duvoisin B, Schnyder P: Computertomographie des Dünndarms. Radiologe 1990;30:280–285.
32 Laurent F, Raynaud M, Biset JM, Boisserie-Lacroix M, Grelet P, Drouillard J: Diagnosis and ca-

tegorization of small bowel neoplasms: Role of computed tomography. Gastrointest Radiol 1991;16:115–119.
33 Gall FP, Scheele J: Maligner Tumor des Rektums; in Gall FP, Hermanek P, Torak S (Hrsg): Chirurgische Onkologie. Berlin, Springer, 1986;pp520–580.
34 Guinet C, Buy JN, Ghossain MA, Sezeur A, Mallet A, Bigot JM, Vadrot D, Ecoiffier J: Comparison of magnetic resonance imaging and computed tomography in the preoperative staging of rectal cancer. Arch Surg 1990;125:385–388.
35 Riffkin MD, Ehrlich SM, Marks G: Staging of rectal carcinoma: Prospective comparison of endorectal US and CT. Radiology 1989;170:319–322.
36 Rotte KH, Klühs L, Kleinau M: Computed tomography and endosonography in the preoperative staging of rectal carcinoma. Europ J Radiol 1989;9:187–190.
37 Thoeni RF, Rogalla P: CT for the evaluation of carcinomas in the colon and rectum. Semin Ultrasound CT MR 1995;16:112–126.
38 Bachmann G, Pfeifer T, Bauer T: MRT und dynamische CT in der Diagnostik von Rezidiven des Rektumkarzinoms. Fortschr Rontgenstr 1994; 161:214–219.
39 Pema PJ, Bennett WF, Bova JG, Warman P: CT vs MRI in diagnosis of recurrent rectosigmoid carcinoma. JCAT 1994;18:256–261.
40 Zwicker C, Langer M, Astinet F, Langer R, Ulrich V, Felix R: Differenzierung maligner Lebertumoren mit schneller, dynamischer CT. Fortschr Rontgenstr 1990;152:293–302.
41 Ackermann CH, Harder F, Algöwer M: Coloncarzinom; in Siewert SR, Harder F, Algöwer M (Hrsg): Chirurgische Gastroenterologie 2. Berlin, Springer, 1990;pp1164–1198.
42 Silverberg E, Boring CC, Squires TS: Cancer statistics 1990. CA 1990;40:9–26.
43 Chambers TP, Baron RL, Lush R: Hepatic CT enhancement. Part I: Alterations in the volume of contrast material within the same patients. Radiology 1994;193:513–517.
44 Chambers TP, Baron RL, Lush R: Hepatic CT enhancement. Part II: Alterations in contrast material volume and rate of injection within the same patients. Radiology 1994;193:518–522.
45 Wernecke K, Rummeny EJ, Bongartz G: Detection of hepatic masses in patients with carcinoma: Compatiative sensitivities of sonography, CT, and MRI. AJR 1991;157:731–739.
46 Chezmar JL, Bernardino ME, Kaufman S, Nelson RC: Combined CT arterial portography and CT hepatic angiography for evaluation of the hepatic resection candidate. Radiology 1993;189: 407–410.
47 Schild H, Mildenberger P, Schweden F, Eckmann A, Nagel K, Knuth A, Börner N, Thelen M, Junginger T: Leber-CT mit portalvenöser Kontrastmittelgabe. Fortschr Rontgenstr 1989; 147: 623–628.
48 Thelen M, Leicher-Duber A, Schayan K, Schweden F: Die bildgebende Diagnostik der Peritonealkarzinose. Fortschr Rontgenstr 1990; 152:654–659.
49 Tosch U, Wulfson I, Weber HG, Witt H: Abdominelle organüberschreitende Tumoren unter besonderer Berücksichtigung der Peritonealkarzinose. Fortschr Rontgenstr 1991;155:251–254.
50 Soyer P, Bluemke DA, Zeitoun D, Marmouse JP, Evesque M: Detection of recurrent hepatic metastases after partial hepatectomy: Value of CT combined with aterial portography. AJR 1994;162:1327–1330.

Chirurgische Gastroenterologie
mit interdisziplinären Gesprächen

Chir Gastroenterol 1997;13:194–200

Gesprächsleiter:
A. Thiede, W. Timmermann, Würzburg

Teilnehmer:
J. Blume, Kiel
H.-P. Bruch, Lübeck
H.-B. Gehl, Lübeck
W. Haarman, Bochum
M. Heller, Kiel
Th. Junginger, Mainz
W. Kozuschek, Bochum
J. D. Roder, München
G. Schindler, Würzburg

Röntgendiagnostik in der gastrointestinalen Chirurgie

1. Frage: Welche Bedeutung hat die Angiographie bei der Diagnostik gastrointestinaler Tumoren?

Heller/Blume: Die Angiographie hat in der elektiven Diagnostik von Tumoren des Magen-Darm-Traktes heutzutage keine weitreichende Bedeutung mehr. Ihr Haupteinsatzgebiet ist die Diagnose der okkulten Blutung, und selbst hier hat die Endoskopie ihr weitgehend den Rang abgelaufen. Im Ösophagus, im Magen und im Kolon werden Blutungsquellen heute primär endoskopisch diagnostiziert und therapiert [1]. Findet sich allerdings endoskopisch keine Blutungsquelle, so hat die Angiographie als nachgeschaltetes Untersuchungsverfahren die höchste Sensitivität [2]. Lediglich bei Blutungen im Dünndarm steht die Angiographie zusammen mit der Doppelkontrastdarstellung nach Sellink noch in vorderster diagnostischer Reihe. Unter den so angiographisch gefundenen Blutungsquellen finden sich selbstverständlich auch neoplastische Raumforderungen, so daß in wenigen Fällen sogar von einer primär angiographischen Diagnose gespochen werden kann.
Eine gewisse Bedeutung hat die Angiographie noch in der Diagnostik endokrin aktiver Tumoren der Bauchspeicheldrüse. Hier weist sie sogar die höchste Sensitivität auf [3], auch wenn die nichtinvasiven Untersuchungsverfahren wie die Computertomographie (CT) und zunehmend auch die Magnetresonanztomographie (MRT) bevorzugt als primäre Untersuchungsmodalitäten eingesetzt werden.
Eine wesentliche Rolle spielt die Angiographie in der präoperativen Abklärung von Lebermetastasen in Kombination mit der Spiral-CT in Form der CT-Portographie. Dieses Verfahren weist die höchste Sensitivität in der Diagnostik intrahepatischer Läsionen auf. Aufgrund der Invasivität bleibt sie allerdings gezielten Fragestellungen vorbehalten und wird nicht im Routinestaging eingesetzt. Auch ist abzusehen, daß die MRT ihr zukünftig den Platz streitig machen wird.

Haarman/Kozuschek: Für die Angiographie bestehen nur noch seltene Indikationen bei der abdominalen Tumordiagnostik, da durch CT, mit oder ohne Kontrastmittel, und gegebenenfalls durch die MRT (Leber) die Tumordiagnostik in den meisten Fällen gelingt. Ein Einsatz für die Angiographie (DSA) im Abdomen sehen wir noch bei der Diagnostik von Dünndarmtumoren sowie vordringlich beim schnellen und sicheren Erkennen einer enteralen Mangeldurchblutung. Bei einer weiteren Indikation, der Lokalisation einer gastrointestinalen Blutungsquelle, ist dabei sogar die therapeutische Möglichkeit der Embolisierung gegeben.

Junginger: Vor dem Hintergrund nichtinvasiver bildgebender Verfahren wie Sonographie, Endosonographie, Endoskopie, CT und MRT hat die Angiographie nur noch geringe Bedeutung in der Diagnostik gastrointestinaler Tumoren. Allenfalls zur Lokalisationsdiagnostik endokriner Pankreastumoren, insbesondere vor einem Rezidiveingriff, kann bei negativem Befund anderer Verfahren die Angiographie Bedeutung haben. Im Rahmen des Tumorstagings wird dieses Verfahren beim Pankreaskarzinom von einigen Untersuchern routinemäßig eingesetzt. Wir selbst bevorzugen beim Pankreaskarzinom die Spiral-CT mit Bolusgabe und sehen die Indikation zur Angiographie nur dann gegeben, wenn die Beurteilung der Gefäße nicht eindeutig möglich ist und sich aus dem Ergebnis therapeutische Konsequenzen ergeben.
Zum Nachweis von Metastasen in der Leber ist die sogenannte Angio-CT, bei der Kontrastmittel über einen Angiographiekatheter appliziert wird, derzeit die treffsicherste Methode.

Bruch/Gehl: Die Angiographie ist unverzichtbarer Bestandteil der Diagnostik von Pakreas- und Lebertumoren. Die Gefäße des oberen Gastrointestinaltraktes zeigen eine Vielzahl von Anomalien. So kann etwa die A. hepatica sinistra accessoria wesentliches Gefäß der Leberversorgung sein. Bekannt sind aber auch extreme Variationen des Truncus coeliacus und der A. mesenterica superior bis hin zum Truncus communis bzw. dem Truncus mesohepaticus. Außerdem wird, insbesondere bei älteren Menschen, gar nicht selten ein «Dunbar»-Syndrom beobachtet, wobei Arteriosklerose und fibrotische Veränderungen im Bereich des Ligamentum arcuatum eine herausragende Rolle spielen. Die A. gastroduodenalis wird damit unverzichtbar für die Versorgung von Magen, Leber, Pankreas und Milz. Die operative Strategie wird durch das Ergeb-

KARGER

Fax (07 61) 4 52 07 14
http://www.karger.ch

Prof. Dr. A. Thiede, PD Dr. W. Timmermann
Chirurgische Universitätsklinik
Josef-Schneider-Straße 2
D-97080 Würzburg

nis der Angiographie wesentlich beeinflußt. Weiterhin liefert sie Hinweise auf Ausdehnung und Art von Tumoren, insbesondere die Verdrängung von Gefäßen, aber auch das Gefäß-Encasement signalisiert lokale Inoperabilität oder zwingt zur En-bloc-Resektion von Organ und Gefäßachse. Eine präoperative Risiko-Nutzen-Abwägung und verschiedene Rekonstruktionsstrategien lassen sich so ohne Zeitdruck präoperativ diskutieren. Die Angiographie vermag auch Hinweise auf die Art des Tumors zu geben, indem sie die Differenzierung zwischen sehr gut durchbluteten Tumoren, etwa Lymphomen oder endokrinen Tumoren, und gering durchbluteten Tumoren, wie den duktalen Pankreaskarzinomen, möglich macht. Zum anderen spielt die Frage der Gefäßrekrutierung eine wesentliche Rolle. Tumoren des Pankreasschwanzes, die ihre Durchblutung aus lumbalen Ästen der Aorta beziehen, werden eher dem Grenzstrang der Nebenniere oder retroperitonealen Weichgewebstumoren zuzuordnen sein als dem Pankreas selbst. Ähnliches gilt auch für ausgedehnte rechtsseitige Tumoren. Hier kann die Differenzierung zwischen lebereigenem und in die Leber eingebrochenem Tumor schwierig sein – eine Differenzierung, die unter Umständen nur mit Hilfe der Angiographie möglich ist. Im Bereich des Darmtraktes selbst hat die Angiographie ihren Stellenwert bei der Diagnostik von Riesentumoren, die die Grenzen der Organe, aus denen sie hervorgingen, längst verlassen haben und damit eine Zuordnung und die Frage der Operabilität schwierig machen. Außerdem kann mit Hilfe der Angiographie sehr gut zwischen intraperitonealen und retroperitonealen Weichgewebstumoren differenziert werden, was wiederum die operative Strategie stark beeinflußt. In sehr seltenen Fällen entdeckt die Angiographie bis dahin okkulte Dünndarmtumoren, wenn sich diese durch eine Blutung von mehr als 3–4 ml/min zu erkennen geben.

Schindler: Zur Diagnostik von Tumoren des Dünndarms kann im Falle einer Blutung die Angiographie eingesetzt werden. Sie erlaubt eine ungefähre Höhenlokalisation des Prozesses. Ergänzende Untersuchungsverfahren wären in diesem Falle die Erythrozytenszintigraphie und die Enteroklyse. Bei Tumoren des Pankreas kann mittels der Angiographie ein Beitrag zum präoperativen Staging geleistet werden, wenn es um die Klärung einer Infiltration der mesenterialen Gefäße geht. Bei der Diagnostik und Therapie tumoröser Erkrankungen der Leber hat die Angiographie zur Zeit sicher ihren höchsten Stellenwert. Mittels der arterioportalen CT lassen sich Leberfiliae besser als im Sonogramm oder dem nativen CT erkennen. Für die differenzierte Therapie von Lebertumoren ist die Kenntnis der Gefäßbeteiligung am tumorösen Prozeß und der regionalen Gefäßversorgung des Tumors zur Planung regionaler Chemotherapie oder zur Chemoembolisation unabdingbare Voraussetzung.

Roder: Vereinfachend kann gesagt werden, daß die Angiographie zu *Diagnostik* intraabdominaler oder retroperitonealer Tumoren weitgehend überflüssig geworden ist. Vor allem durch die breitere Indikation zur CT-gesteuerten histologischen Gewebsentnahme, die bei adäquater Technik mit minimaler Morbidität durchgeführt wird, sehen wir gerade im Zeitalter verbesserter sonographischer und computertomographischer Technik, gegebenenfalls in Kombination mit Kontrastmittelapplikation, nur noch selten die Indikation zur Angiographie in *diagnostischer* Absicht.
Einen wesentlich höheren Stellenwert hat die Angiographie für die *Therapieplanung*. Dies gilt vor allem für die Therapie von Lebermetastasen (arterielle Regelversorgung für die Implantation eines arteriellen Port-Katheters), Lebertumoren (arterielles und portal-venöses Versorgungsmuster, Stenosierung der V. portae), Pankreaskopftumoren (Infiltration bzw. Verschluß des mesenterikoportalen Venenstammes, Befall von A. hepatica bzw. A. mesenterica superior) und bei retroperitonealen Tumoren (Lagebeziehung zu den Viszeralarterien, zu Aorta und V. cava sowie zu V. und A. iliaca). Eine spezielle Indikation besteht auch in diagnostischer und therapeutischer Hinsicht bei Rektumkarzinom-Rezidiven (A. iliaca interna).

2. Frage: Wann sollten Doppelkontrastuntersuchungen des Gastrointestinaltraktes bei der elektiven Tumordiagnostik eingesetzt werden?

Heller/Blume: Primär indiziert ist die Doppelkontrastuntersuchung bei der Suche nach Tumoren des Dünndarmes, die allerdings nur etwa 1% aller gastrointestinalen Tumorerkrankungen ausmachen und somit selten sind. Eine weitere Indikation zur primär radiologischen Diagnostik ist der Verdacht auf einen szirrhösen Magentumor. Zu diesem Punkt sind auch in der Literatur immer wieder Hinweise auf eine höhere Sensitivität der Doppelkontrast-Magenuntersuchung im Vergleich zur Endoskopie zu finden [4].

Haarman/Kozuschek: Die Primärdiagnostik im Gastrointestinaltrakt wird mit der Endoskopie begonnen. Bei Nichtdurchführbarkeit bzw. Ineffizienz ist eine Kontrastdarstellung des Darmes indiziert. Bei der präoperativen Diagnostik des Ösophaguskarzinoms halten wir die radiologische Darstellung der Speiseröhre für erforderlich, um die präoperative Planung im Hinblick auf das Rekontruktionsverfahren zu erleichtern. Eine weitere Indikation ist das endoskopisch nachgewiesene Karzinom im voroperierten Magen (Magenstumpfkarzinom), besonders bei nicht eindeutig bekannter Art der Voroperation.

Junginger: Doppelkontrastuntersuchungen sind beim Ösophaguskarzinom im Rahmen der präoperativen (Lokalisations-)Diagnostik, bei Verdacht auf Magenkarzinom, aber histologisch negativem Gastroskopiebefund, bei Verdacht auf Kolonkarzinom als Alternative zur Koloskopie sowie nach unvollständiger Koloskopie zur präoperativen Abklärung des Restkolons und bei Verdacht auf einen Dünndarmtumor einsetzbar.

Bruch/Gehl: Vor der Ära der Endoskopie waren die Doppelkontrastuntersuchungen, die zu extremer Perfektion getrieben wurden, die einzige Möglichkeit, um eine Feindiagnostik des intestinalen Mukosareliefs durchzuführen. In der Zwischenzeit sind diese Untersuchungen durch die Endoskopie weitgehend verdrängt worden. Allerdings ist der Dünndarm in über 90% seiner Länge auf der Landkarte des Endoskopikers noch ein weißer Fleck, so daß die radiologische Doppelkontrastuntersuchung hier nach wie vor die einzige Möglichkeit darstellt, pathologische Veränderungen zu erfassen, sofern sie sich nicht bereits in der Sonographie oder der CT zu erkennen gegeben haben.

Die Doppelkontrastuntersuchungen besitzen ihre Bedeutung jedoch auch weiterhin bei Stenosen im oberen und unteren Gastrointestinaltrakt, deren Dignität und Ausdehnung durch andere Untersuchungstechniken nicht festgestellt werden kann. Sehr enge Stenosen lassen sich in der Regel durch wasserlösliche Kontrastmittel überwinden. Unter Umständen kann hier die Synergie von Endoskopie und Radiologie genutzt werden. Auf endoskopischem Wege wird ein Katheter in die Stenose eingeführt, über den dann wasserlösliches Kontrastmittel und Luft appliziert werden. Die Doppelkontrastuntersuchung gestattet es, vor allem im unteren Gastrointestinaltrakt proximal der Stenose liegende Anteile des Kolons zu beurteilen. Allerdings erlauben wasserlösliche Kontrastmittel auch in Kombination mit Luft keine Feindiagnostik. Insbesondere ist damit zu rechnen, daß kleine Polypen der Beobachtung entgehen. Gleiche Techniken werden auch für intestinale Fisteln und Perforationen, seien sie entzündlicher oder tumoröser Genese, angewandt. Barium ist stets das Mittel der Wahl, um eine optimale Diagnosesicherheit zu erzielen. Auf Barium muß verzichtet werden, wenn Perforationen oder Penetrationen etwa in das mesenteriale Fett nicht mit Sicherheit ausgeschlossen werden können.

Schindler: Beim szirrhösen Magenkarzinom bildet die Doppelkontrastuntersuchung nach wie vor eine sinnvolle Ergänzung zur Gastroskopie und zur CT, um die Ausdehnung des Tumors zu erfassen. Am Dünndarm dient die Doppelkontrastuntersuchung der Primärdiagnostik von Tumoren und Polypen (insbesondere familiärer Polyposis) sowie von Stenosen und entzündlichen Wandveränderungen. Am Dickdarm wird die Doppelkontrastuntersuchung sinnvoll bei stenosierenden und endoskopisch nicht passierbaren Prozessen eingesetzt, um deren Ausdehnung zu erfassen und Zweittumoren auszuschließen.

Roder: Im Zeitalter verfeinerter endoskopischer und endosonographischer Untersuchungstechniken besteht bei der elektiven Tumordiagnostik des Gastrointestinaltraktes im Prinzip keine Indikation mehr für Doppelkontrastuntersuchungen desselben.

3. Frage: Welche bildgebenden Verfahren halten Sie für das Staging von Tumoren des Ösophagus, des Magens und des Rektums für indiziert?

Heller/Blume: Das primäre Staging eines Ösophagus- oder Magentumors beinhaltet die Endoskopie inklusive Endosonographie zur Beurteilung des Lokalbefundes und der lokoregionären Lymphknotenmetastasen. Des weiteren sollten eine Thorax-Übersichtsaufnahme in 2 Ebenen und eine Abdomensonographie zum M-Staging angefertigt werden. Ist der Tumor endosonographisch nicht ausreichend beurteilbar, z. B. bei hochgradiger, endoskopisch nicht passierbarer Stenose, so sollten eine Doppelkontrastdarstellung zur Beurteilung des Lokalbefundes und eine CT des Thorax und/oder Abdomens angeschlossen werden. Die CT zeigt auch Vorteile bei der sicheren Einordnung von T4-Tumoren, die in der Endosonographie oftmals unterschätzt werden [5, 6]. Hier kann die CT helfen, die Infiltration angrenzender Organe zu diagnostizieren und so primär inoperable Tumoren zu erkennen [7, 8]. Die Thorax-Aufnahme und die Abdomensonographie stellen gleichzeitig die Ausgangsbefunde für die postoperativen Nachsorgeuntersuchungen dar.

Beim Rektumkarzinom besteht das primäre Staging aus einer endoskopischen und endosonographischen Untersuchung des Lokalbefundes und einer CT des Abdomens zum Lymphknoten-Staging und zur Fernmetastasensuche. Des weiteren sollte eine Übersichtsaufnahme des Thorax in 2 Ebenen zum weiteren M-Staging angefertigt werden. Eine Sonographie des Abdomens ist als Ausgangsuntersuchung für die postoperative Nachsorge ebenfalls sinnvoll, allerdings ist die Aussagekraft der Sonographie insbesondere in der Diagnostik des Tumorrezidivs und von Lymphknotenmetastasen der CT deutlich unterlegen. Bei nicht durchführbarer Endosonographie steht zur Beurteilung des Lokalbefundes neben der Doppelkontrastdarstellung alternativ auch die MRT zur Verfügung. Verschiedene Untersuchungen weisen eine relativ gute Sensitivität und Spezifität der MRT, insbesondere bei narbiger Veränderungen oder nach vorangegangenen Bestrahlungen, nach [9, 10].

Haarman/Kozuschek: Nach erfolgter Endoskopie sollte am Ösophagus eine CT, insbesondere zur Beurteilung der Tiefenausdehnung und möglicher Infiltrationen in die Nachbarorgane, erfolgen. Die sich anschließende Röntgenkontrastuntersuchung erlaubt auch eine Aussage über die Längenausdehnung des Tumors.

Beim Magenkarzinom ist eine radiologische Darstellung und die CT-Untersuchung für das Staging entbehrlich. Indikationen für die Kontrastdarstellung des Magens sind Voroperationen, insbesondere bei endoskopisch unklaren Vorbefunden. Eine CT sollte lediglich bei vermuteten organübergreifenden Prozessen erfolgen.

Eine Kontrastdarstellung des Rektums ist unseres Erachtens nicht mehr erforderlich. Eine CT wird nur bei palpatorisch und endoskopisch fortgeschrittenen Rektumkarzinomen auch in Hinsicht auf eine mögliche Infiltration in Nachbarorgane und damit eventuell verbundene lokale Inoperabilität durchgeführt.

Junginger: Beim Ösophaguskarzinom kommen zum Einsatz: Magen-Duodenal-Passage, Endosonographie, Röntgenaufnahme des Thorax, CT des Thorax, Sonographie des Abdomens (bei unklarem Befund der CT).

Für das Magenkarzinom halte ich für erforderlich: Endosonographie zur Klärung organüberschreitenden Tumorwachstums sowie die Sonographie des Abdomens und bei unklarem Befund die CT.

Beim Rektumkarzinom sollten folgende Untersuchungen durchgeführt werden: Endosonographie, Sonographie des Abdomens, Röntgen-Thoraxaufnahme in 2 Ebenen.

Bruch/Gehl: Da die endoskopischen intraluminalen Verfahren in der Diagnostik von Tumoren des Ösophagus, Magens und des Rektums heute an erster Stelle stehen, wird in der Regel in gleicher Sitzung eine Endosonographie durchgeführt. Diese gibt mit hoher Wahrscheinlichkeit Auskunft über die Tiefenausdehnung des Tumors und eine lokale Metastasierung und scheint in Händen sehr geübter Untersucher allen anderen Verfahren zumindest ebenbürtig, wenn nicht überlegen zu sein. Nach den Richtlinien der Deutschen Gesellschaft für Chirurgie sind stets auch eine Aufnahme der Lunge und eine Sonographie des Abdomens, im Falle des Ösophaguskarzinoms ein CT des Thorax und des Abdomens erforderlich. Handelt es sich um einen T3- oder T4-Tumor, ist die CT oder die MRT unverzichtbar. Besteht etwa im Ösophagus eine langstreckige, nicht passierbare Stenose, kann wiederum der Breischluck mit wasserlöslichem Kontrastmittel die therapeutische Strategie stark beeinflussen. So sind Ösophagustumoren länger als 5 cm mit einem Querdurchmesser von mehr als 0,5 cm und einem Achsenknick im Ösophagusverlauf in der Regel unter kurativen Gesichtspunkten nicht zu operieren. In Einzelfällen bei frühzeitig metastasierenden Rektumtumoren und unklarer Abgrenzung des Tumors gegen die Peripherie liefert die MRT mit der Rektumspule weitergehende anatomische Hinweise. Liegt der Verdacht auf eine peritoneale Metastasierung vor, ist die Laparoskopie indiziert. Fernmetastasen können nur unter Einsatz aller verfügbaren Techniken der Schnittbild- und szintigraphischen Verfahren mit einiger Sicherheit lokalisiert werden. Besteht der Verdacht auf eine lokale und Fernmetastasierung im Abdominalraum, ist die intravenös kontrastangehobene CT die Methode der Wahl zum Staging von ferneren Lymphknotenstationen und zum Screening nach Leberläsionen. Sollten im CT oder sonographisch Leberläsionen auffallen und besteht möglicherweise eine Indikation zur Operation derselben, ist die Splenoporto-CT zur exakten Bestimmung der Zahl der Läsionen die sensitivste Methode – insbesondere zum Nachweis kleiner Läsionen (< 1,5 cm). Die MRT spielt zur Zeit allenfalls eine Rolle in der Differentialdiagnose von Leberläsionen. Die Wertigkeit neuer Kontrastmittel der MRT zur Detektion von Leberläsionen ist noch nicht ausreichend sicher bestimmt. Auf die Bedeutung der Angiographie wurde eingangs hingewiesen.

Schindler: Am Ösophagus vermag die *konventionelle Diagnostik* sowohl vor einer Operation als auch vor Chemoradiotherapie das Tumorgeschehen am besten topographisch-anatomisch darzustellen. Sie ist darüber hinaus bei jeglicher Therapie zur Verlaufsbeurteilung unverzichtbar. Die *CT-Untersuchung* stellt beim TNM-Staging die sicherste Methode dar, wenn hinsichtlich des T-Stagings die Tumorstenose die Endosonographiesonde nicht passieren läßt. Die CT hat neben der Sonographie große Bedeutung im Hinblick auf das M-Staging an Lunge und Leber.

Die standardisierten Operationstechniken am *Magen und Dickdarm* lassen die CT hinsichtlich der T- und N-Klassifizierung in den Hintergrund treten. Am *Rektum* gewinnt die Endosonographie wie am Ösophagus zunehmende Bedeutung. Hinsichtlich T4- und M-Differenzierung hat die CT ihre Bedeutung erhalten, speziell am Rektum (wie am Ösophagus) auch im Hinblick auf die präoperative Bestrahlungsplanung. Die CT ist unverzichtbar zur Indikationsstellung der verschiedenen Therapieformen (Operation/präoperative Chemoradiotherapie/Down-Staging).

Fazit: Die Endosonographie ist am Hohlorgan bei der Erkennung von T1- sowie T3/T4-Tumoren treffsicherer und wird hier zunehmend die *lokalen Operabilitätskriterien* bestimmen. Die direkten bildgebenden Verfahren (CT/MRT) bleiben wegen ihrer standardisierten Darstellungsbedingungen von T3-Tumoren und N-/M-Detektion unverzichtbar. An der Leber sollten CT und Sonographie gleichzeitig eingesetzt werden. Die arterioportale CT erhöht die Treffsicherheit der CT.

Roder: Nach endoskopischer Tumorlokalisation und histologischer Sicherung (PE) schließt sich bei den Tumoren des Ösophagus, des Magens und des Rektums die Endosonographie als wichtigstes bildgebendes Verfahren zur Voraussage der T-Kategorie (Treffsicherheit 90%), der N-Kategorie (Treffsicherheit etwa 60%) sowie der R0-Resektabilität an. Die perkutane Sonographie dient in erster Linie dem Ausschluß von Lebermetastasen bzw. dem Nachweis von Aszites (gegebenenfalls sonographisch gezielte Punktion und zytologische Untersuchung). Bei entsprechend erfahrenem Untersucher kann die Sonographie die CT in der Lebermetastasendiagnostik weitgehend ersetzen. Unverzichtbar bleibt die CT jedoch in der chirurgischen Therapieplanung von Lebertumoren und -metastasen. Weitere spezifische Untersuchungen sind:

Ösophagus: Die Thoramataufnahme gibt die topographisch-anatomischen Beziehungen des Tumors vor allem zum Tracheobronchialsystem am besten wieder. Vor allem die Karzinome des ösophagogastralen Übergangs können in Zusammenschau mit der Endoskopie durch diese Untersuchung besser klassifiziert werden. Aufgrund der weitreichenden Konsequenzen halten wir neben einem Oberbauchsonogramm ein CT des Thorax (Lagebeziehung des Ösophagustumors zu Trachea und Aorta) und des Abdomens für indiziert.

Magenkarzinom: Aufgrund der ausgezeichneten Leistungsfähigkeit der Endosonographie kann beim Magenkarzinom neben einem Oberbauchsonogramm auf weitere bildgebende Diagnostik verzichtet werden. Eine Ausnahme stellt der endosonographisch fraglich das Pankreas infiltrierende Tumor dar. Im Rahmen von Studien (neoadjuvante Therapiekonzepte) ist ein erweitertes Staging (CT Abdomen) sinnvoll.

Beim *Rektumkarzinom* ist in der Regel durch die klinische Untersuchung sowie durch die Endosonographie die T- und N-Kategorie mit hoher Treffsicherheit festgelegt. Bei fraglichem T4-Tumor (neoadjuvantes Therapiekonzept mit präoperativer Radiochemotherapie) stellt die CT des Beckens eine sinnvolle Ergänzung dar. Zum Ausschluß von Zweittumoren sollte beim stenosierenden, endoskopisch nicht passierbaren Rektumkarzinom eine Darstellung des gesamten Kolons mit jodhaltigem Kontrastmittel (Gastrografin) durchgeführt werden. Die hier dargestellten organbezogenen Untersuchungsverfahren stellen das Minimalprogramm dar. Unter Studienbedingungen wird von diesen Vorgaben zum Teil erheblich abgewichen.

4. Frage: Haben radiologische Verfahren in der Funktionsdiagnostik des oberen und unteren Gastrointestinaltraktes eine Bedeutung?

Heller/Blume: Ja. Im *oberen* Gastrointestinaltrakt ist die radiologische Diagnostik insbesondere in der Abklärung von Schluckstörungen Methode der Wahl. Bereits die Beurteilung der statischen Doppelkontrastbilder des Pharynx erlaubt Aussagen über Störungen des Schluckaktes wie Aspiration, nasale Regurgitation, einseitige oder beidseitige Muskelschwächen [11]. Weiterführende Untersuchungen sind dann Funktionsstudien mit Videodokumentation. Hierbei können der Schluckakt in seine einzelnen Phasen zerlegt und die genaue Ursache einer Dysphagie erkannt werden. Durch den Ort und die Art der Schädigung lassen sich Informationen über die tiefer liegende Ursache der jeweiligen Erkrankung gewinnen bzw. rein funktionelle Schluckstörungen nachweisen [12].
Im Bereich des *unteren* Gastrointestinaltraktes haben lediglich zwei Verfahren eine größere diagnostische Bedeutung. Das eine ist die Defäkographie, eine Methode, mit der es gelingt, Motilitätsstörungen der Anorektalregion und damit indirekt auch Veränderungen des Beckenbodens zu beurteilen. Diese Veränderungen können die Ursache von Beschwerden sein, die ohne radiologische Abklärung fälschlich unter dem Begriff «irritables Kolon» subsummiert würden [13]. Das zweite etablierte Verfahren ist die Bestimmung der Kolon-Transit-Zeit zur Abgrenzung einer generalisierten Verlangsamung der Darmpassage von einer Entleerungsstörung des Dickdarmes. Hierbei werden dem Patienten radiodichte Marker verabreicht und die Dauer der Kolon-Passage mittels Übersichtsaufnahmen des Abdomens zu festgesetzten Zeitpunkten bestimmt [14].

Haarman/Kozuschek: Im *oberen* Verdauungstrakt erlaubt die Kontrastdarstellung von Ösophagus und Magen eine Aussage zur Form und Weite sowie zu Wandveränderungen der Organe, so daß in den meisten Fällen eine Aussage zum Ablauf der Bewegungsvorgänge gemacht werden kann. Mit der kinematographischen Darstellung ist es in über 90% möglich, einen gastroösophagealen Reflux nachzuweisen, der durch die pH-Metrie weiter abgeklärt werden sollte. Die Refluxszintigraphie ist bei der Diagnostik der Refluxerkrankung nicht sehr sensitiv und somit zu vernachlässigen. Demgegenüber ist die Sequenzszintigraphie der Leber und der Nieren (insbesondere nach erfolgter Transplantation) ein wichtiges Diagnostikum zum Ausschluß von Funktionsstörungen. Radiologische Funktionsuntersuchungen im *unteren* Gastrointestinaltrakt sind seltenen Fragestellungen wie funktionellen Defäkationsstörungen sowie selten auch der Abklärung einer längerfristigen Diarrhö oder Obstipation vorbehalten.

Junginger: Am *oberen* Gastrointestinaltrakt hat allenfalls die Beurteilung der Ösophaguspassage durch mit Reis angereichertes Barium und die Bestimmung der Magenentleerung bei Verdacht auf eine Magenausgangsstenose bei unklarem endoskopischem Befund Bedeutung. Am *unteren* Gastrointestinaltrakt kann bei Stuhlinkontinenz ein Defäkogramm indiziert sein. Ansonsten haben radiologische Verfahren keine Bedeutung in der Funktionsdiagnostik des Gastrointestinaltraktes.

Bruch/Gehl: Im *oberen* Gastrointestinaltrakt ist die Röntgenkinematographie zur Beurteilung des Schluckaktes und der Koordination zwischen der Schlund- und Ösophagusmuskulatur unverzichtbar. Auch in der Frage der Differenzierung zwischen Hiatusinsuffizienz, Hiatusgleithernie, paraösophagealer Hernie, «upside down stomach» etc. sind radiologische Verfahren notwendig. Die wesentlichste Domäne haben radiologische Verfahren jedoch in der Diagnostik der relativ häufigen Störungen des *unteren* Gastrointestinaltrakts,. Diese können im Rahmen der intestinalen neuronalen Dysplasie, der erworbenen neuronalen Veränderungen, nach langdauerndem Laxantienabusus oder im Rahmen der distalen Funktionsstörungen, die psychomotosoziale Ursachen besitzen können wie der Anismus, auftreten. Es können auch Krankheitsbilder vorliegen, die der angeborenen Bindegewebsschwäche zugeordnet werden müssen, wie der idiopathische Rektumprolaps, oder solche, die als postpartale, postoperative Zustände oder als Veränderungen post obstipationem aufzufassen sind. Die Kolon-Transit-Zeitbestimmung mit Hilfe von Stahlkügelchen und die Defäkographie ermöglichen hier eine weitgehende Differenzierung und entdecken die verlängerte Transitzeit ebenso wie das Cul-de-sac-Phänomen, den Rektumprolaps unterschiedlicher Grade, die Rektozele und den Descensus perinei. In Einzelfällen stehen die funktionellen Veränderungen des unteren Gstrointestinaltraktes in Zusammenhang mit einer Störung der Beckenbodenfunktion. Ursächlich sind hier ausgedehnte Traumen post partum oder nach einem Unfallgeschehen bzw. anlagebedingte Anomalien. Hinweise ergeben sich in der Regel aus einer genauen Anamnese. Die MRT, insbesondere im koronalen Schnitt, erleichtert die Diagnostik der anatomischen Strukturen des Beckenbodens und ihrer Veränderungen wesentlich. Die radiologische Funktionsdiagnostik liefert auch entscheidende Hinweise beim Morbus Hirschsprung des Erwachsenen, dies insbesondere, wenn das proximale Darmsegment, in welchem in der Regel eine neuronale intestinale Dysplasie diagnostiziert werden kann, in einer früheren Operation bereits entfernt wurde. Ist das funktionell stenotische aganglionäre oder hypoganglionäre Segment noch erhalten und läßt sich die Aganglionose auch bei tiefer Biopsie nicht sicher diagnostizieren, werden nitrohaltige Mikroklysmen lokal appliziert. Der Kontrastmitteleinlauf zeigt nach wenigen Minuten, wie sich die funktionelle Stenose problemlos aufdehnt.

Schindler: Am *oberen* Gastrointestinaltrakt (Ösophagus/Magen) haben nur wenige radiologische Verfahren wegen der guten Ergebnisse endoskopischer und/oder manometrischer Verfahren eine Bedeutung. Es sind dies der Nachweis und die Differenzierung von pharyngealen Schluckstörungen mittels zeitlich hochauflösender Röntgendiagnostik (Videoaufzeichnungen) sowie die Divertikeldiagnostik am Ösophagus mittels Doppelkontrastuntersuchungen. Darüber hinaus lassen sich Funktionsstörungen am ösophagogastralen Übergang sowie intrathorakale Magenhernierungen mittels Kontrastuntersuchungen gut darstellen.

Am Dickdarm ist der morphologische Nachweis eines elongierten und dilatierten Dickdarms bei der chronischen Obstipation vor resezierenden Operationen durch die Kontrastmitteluntersuchung von Bedeutung. Des weiteren kann der Colonic transit mittels röntgendichter Pelletts nachgewiesen werden. Die Defäkographie dient der Diagnostik anorektaler Funktionsstörungen. Hiermit sind die Erfassung der Funktion der puborektalen Schlinge und des Beckenbodens bei Retention und Defäkation sowie im Einzelfalle die Diagnostik von Intussuszeptionen und Rektozelen möglich.

Roder: Die Röntgenkontrastdarstellung der Speiseröhre und des Magens mittels «Bariumschluck» und «Magen-Darm-Passage» wurde in der Vergangenheit als erste diagnostische Untersuchung bei Patienten mit Verdacht auf eine Funktionsstörung des *oberen* Gastrointestinaltrakts eingesetzt. Eine effektive röntgenologische Untersuchung des Bolustransports durch den oberen Gastrointestinaltrakt erfordert dabei eine Kombination verschiedener Techniken einschließlich Doppelkontrastdarstellung und video-, kinematographischer oder digitaler Aufzeichnung. Trotz Anwendung dieser verschiedenen Untersuchungstechniken zeigt die Röntgendarstellung bei Patienten mit Funktionsstörungen des oberen Gastrointestinaltrakts jedoch häufig keine Abnormalität. Eine weiterführende Funktionsdiagnostik ist somit zur Identifizierung von Funktionsstörungen in der Regel notwendig. Hierzu stehen heute eine Vielzahl moderner Funktionstests (wie Manometrie, Ösophagus- und Magen-pH-Metrie, Magensaftanalyse und szintigraphische Methoden zur Quantifizierung und Bestimmung der Magenentleerung) zur Verfügung. Weiterhin ist bei jedem Patienten mit funktionellen Beschwerden, unabhängig vom Röntgenbefund, eine obere gastrointestinale Endoskopie erforderlich, so daß die Röntgenkontrastdarstellung heute ihren Stellenwert als diagnostische Methode der ersten Wahl zur Abklärung von Funktionsstörungen weitgehend verloren hat. Nur in der Untersuchung der pharyngealen Phase des Schluckaktes und zur Beurteilung topographischer Verhältnisse, vor allem nach vorangegangenen operativen Eingriffen, übertrifft die videographische, digitale oder röntgenkinematographische Aufzeichnung des Bolustransports heute noch alle anderen Methoden an Sensitivität und Spezifität und hat dort auch weiterhin einen herausragenden Stellenwert.
Obwohl für die Abklärung von funktionellen Störungen des Anorektums ebenfalls ein Reihe von modernen Funktionstests zur Verfügung steht (vor allem Manometrie und Sphinkter-EMG), haben vor allem die Defäkographie und der Kolontransit als bildgebende Verfahren eine Bedeutung. Die Defäkographie (Video- oder Cinedefäkogramm) dient der Diagnostik der sogenannten «outlet obstruction» (Rektumprolaps, insbesondere innerer Prolaps, Rekto-/Enterozele, Pelvic-outlet-Syndrom, paradoxe Puborektalis-Funktion). Ergänzend kann die Defäkographie im Rahmen der Inkontinenzdiagnostik, z.B. der Objektivierung des Descensus perinei, der Puborektalisschlinge sowie zur Bestimmung des anorektalen Winkels eingesetzt werden. Der Kolontransit wird in der Diagnostik der chronischen Obstipation eingesetzt. Er dient zur Bestimmung der fraktionierten Transitzeit sowie der Gesamttransitzeit mit röntgendichten Markern. In Ausnahmefällen können auch die Endosonographie sowie die MRT (Endospule) zur Diagnostik morphologischer Veränderungen der Sphinktermuskulatur zum Einsatz kommen.

Kommentierende Zusammenfassung der Moderatoren

Thiede/Timmermann: Die Angiographie hat nach Meinung der Gesprächsteilnehmer für die gastrointestinaler Tumoren ihre größte Bedeutung bei malignen Veränderungen an der Leber. Sie ist zur Zeit sicher indiziert im Rahmen der arterioportalen CT zur Diagnostik von Lebertumoren und zur Planung der Therapie bei Chemoembolisation und regionaler Chemotherapie. Weitere, allerdings seltene Indikationen zur Angiographie sind bei der Diagnostik endokriner Pankreastumoren sowie von Tumoren oder Blutungen im Dünndarm gegeben. Doppelkontrastuntersuchungen des Gastrointestinaltraktes zur Diagnostik sind nur dann indiziert, wenn die Endoskopie keine eindeutige Aussage erlaubt. Dies ist regelhaft der Fall bei Tumoren des Dünndarms, bei Verdacht auf ein zirrhöses Magenkarzinom sowie bei nicht passierbaren Tumoren, insbesondere im Kolon, um deren Ausdehnung zu erfassen und Zweittumoren auszuschließen. Zur Beurteilung der lokalen Tumorinfiltration von Tumoren des Ösophagus, des Magens und des Rektums tritt die Endosonographie zunehmend in den Vordergrund. Bei Ösophagus- und Rektumtumoren wird von den meisten Autoren, so auch von uns, die CT als weiteres entscheidendes Verfahren zur Beurteilung prätherapeutischer T- und N-Stadien erachtet. Die Basisuntersuchung zur Diagnostik von Fernmetastasen stellen die konventionellen Thoraxaufnahmen sowie die Sonographie der Leber dar. Letztere wird jedoch zumeist noch durch eine CT der Leber im Rahmen der ohnehin für die lokale Tumordiagnostik erforderlichen CT-Untersuchungen ergänzt. Bei der Funktionsdiagnostik des Gastrointestinaltraktes besteht Einigkeit über drei wesentliche Einsatzgebiete radiologischer Methoden: Dies ist die Röntgenuntersuchung des Pharynx und gegebenenfalls, des Ösophagus mit Videodokumentation bei Schluckstörungen. Bei chronischer Obstipation ist der Colonic transit ein wesentliches diagnostisches Instrument, und bei Funktionsstörungen des Anorektums ist die Defäkographie indiziert. Die MRT-Angiographie könnte in Zukunft die Rolle der Angiographie mit Kontrastmittel bei der Diagnostik von Tumoren des Pankreas und der Leber übernehmen.

Literatur

1 Neufang KF, Gross-Fengels W, Lorenz R: Radiologische Diagnostik von Blutungen des Gastrointestinaltraktes. Röntgenblätter 1990;43:229–236.
2 Whitaker SC, Gregson RH: The role of aniography in the investigation of acute or chronic gastrointestinal haemorrhage. Clin Radiol 1993;47:382–388.
3 Hall JT, et al: Gastrointestinal and pancreatic endocrine tumors. Baillieres Clin Endocrinol Metab 1989;3:121–152.
4 Levine MS, Kong V, Rubesin SE, Laufer I, Herlinger H: Scirrhous carcinoma of the stomach: Radiologic and endoscopic diagnosis. Radioloy 1990;175:151–154.
5 Rice TW, Boyce GA, Sivak MV: Esophageal ultrasound and the preoperative staging of carcinoma of the esophagus. J Thorac Cardiovasc Surg 1991;101:536–543.
6 Nattermann C, Dancygier H: Stellenwert der Endosonographie in der Diagnostik und im Staging von bösartigen Magentumoren. Eine prospektive Vergleichsstudie zwischen Endosonographie, Computertomographie und konventioneller Ultraschalldiagnostik. Z Gastroenterol 1993;31: 719–726.
7 Kleinhaus U, Militianu D: Computed tomography in the preoperative evaluation of gastric carcinoma. Gastrointest Radiol 1988;13:97–101.
8 Maerz LL, Deveney CW, Lopez RR, McConnell DB: Role of CT-scans in the staging of esophageal and proximal gastric malignancies. Am J Surg 1993;165:558–560.
9 Kipfmüller K, Guhl L, Kieling C, Arlart IP, Merkle P: Präoperative Beurteilung der Infiltrationstiefe rektaler Tumoren mittels klinischer Parameter, Endosonographie und MRT – eine prospektive Vergleichsstudie. Chirurg 1993;64: 43–47.
10 Guinet C, Buy JN, et al: Comparison of MRI and CT in the preoperative staging of rectal cancer. Arch Surg 1990;125:385–388.
11 Rubesin SE: Double contrast manifestations of pharyngeal dysmotility; in Laufer I, Levine MS (eds): Double Contrast Gastrointestinalradiology; 2nd ed. Philadelphia Saunders, 1992, pp 90–91.
12 Ekberg O: Die radiologische Beurteilung des Pharynx. Radiologe 1989;29:285–294.
13 Goei R: Defecography: Principles of technique and interpretation. Radiologe 1993;33:356–360.
14 Bouchoucha M, Devroede G, Arhan P, Strom B, Weber J, Cugnenc PH, Denis P, Barbier JP: What is the meaning of colorectal transit time measurement? Dis Colon Rectum 1992;35:773–782.

Teilnehmer

Prof. Dr. H.-P. Bruch, Dr. H.-B. Gehl
Klinik für Chirurgie
Medizinische Universität
Ratzeburger Allee 160
D-23562 Lübeck

PD Dr. W. Haarman, Prof. Dr. W. Kozuschek
Chirurgische Universitätsklinik
Ruhruniversität
In der Schornau 23–25
D-44892 Bochum

Prof. Dr. M. Heller, Dr. J. Blume
Klinik für Radiologische Diagnostik
Christian-Albrecht-Universität
Arnold-Heller-Straße 9
D-24105 Kiel

Prof. Dr. Th. Junginger
Klinik und Poliklinik
für Allgemein- und Abdominalchirurgie
Johannes-Gutenberg-Universität
Langenbeckstraße 1
D-55131 Mainz

PD Dr. J. D. Roder
Chirurgische Klinik und Poliklinik
Technische Universität
D-81664 München

Prof. Dr. G. Schindler
Abteilung Radiologie
Chirurgische Universitätsklinik und Poliklinik
Josef-Schneider-Straße 2
D-97080 Würzburg

Authoritative coverage in one handy volume

Current Trends in Digestive Ultrasonography

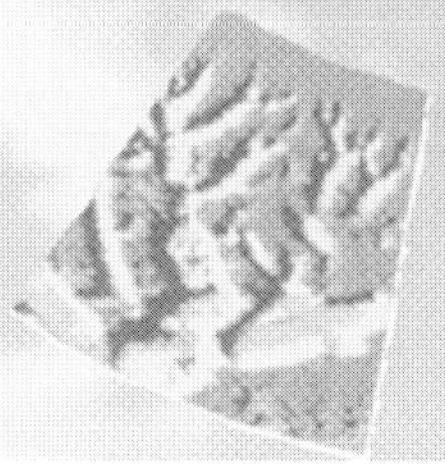

Editors: Lionello Gandolfi, Morimichi Fukuda

The introduction of ultrasound has radically altered the clinical approach to patients with digestive diseases as it is now possible to observe the abdominal organs rapidly and noninvasively. This publication thoroughly covers the main applications of ultrasound in gastroenterology, with particular reference to the most recent progress in the field. The articles, contributed by leading international experts, are organized into three sections. The first section of the book focuses on the applications of transabdominal and intraoperative ultrasound in the diagnosis of diseases of the liver and pancreas. Attention is also given to the use of ultrasound in colorectal surgery. A further section deals with interventional ultrasound where the treatment of hepatocellular carcinoma by alcoholization or laser is one of the topics of interest. Recent applications of ultrasound are discussed in the final section: the study of the abdominal vessels with duplex and color Doppler receives extensive coverage and other contributions consider new developments in endoscopic ultrasound and contrast agents. Given ultrasound's importance today, this book is essential reading not only for radiologists, but also for gastroenterologists, internists and surgeons.

Tentitive Contents

Diagnosis

Cosgrove, D.: Ultrasound in Benign Tumours of the Liver

Hirata, K.; Fukuda, M.: Mass Screening for Hepatocellular Carcinoma by Ultrasonography

Gandolfi, L.; Solmi, L.; Muratori, R.: The Role of Ultrasound in Tumors of the Pancreas, with Particular Reference to Carcinoma

Moriyama, N.: Imaging Diagnosis of Pancreatic Cancer with X-Ray Computed Tomography

Derchi, L.E.; Martinoli, C.; Valle, M.; Falchi, M.: Transabdominal Ultrasound in the Study of the Gastrointestinal Tract

Machi, J.; Sigel, B.: Intraoperative Ultrasound as a Guide in Hepatobiliary and Pancreatic Surgery

Akimoto, S.: Intraoperative Ultrasonography in Colorectal Surgery

Interventional US

Ohto, M.; Ebara, M.; Kita, K.; Sigiura, N.; Yoshikawa, M.; Saisho, H.: Ultrasound-Guided Therapy of Hepatocellular Carcinoma

Nolsoe, C.P.; Pedersen, S.T.; Andersen, P.H.; Larsen, L.G.; Burcharth, F.; Lorentzen, T.; Holm, H.H.: Echoguided Laser Therapy of Liver Tumors

Gharbi, H.A.; Hammou, A.; Cerri, G.G.: Diagnostic and Therapeutic Role of Ultrasound in Tropical Medicine

Recent Applications of US

Fukuda, M.; Hirata, K.: Endoscopic Ultrasonography in Gastroenterology

Townsend, R.R.; Feldstein, V.: Ultrasound in Patients with HIV Infection and AIDS

Yasuda, K.; Nakajima, M.; Kawai, K.: Role of Endoscopic Ultrasonography in the Diagnosis of Pancreatic Cancer

Taylor, K.J.W.: Interpretation of Duplex Doppler and Two-Dimensional Color Flow Doppler in Malignancy

Bolondi, L.; Gaiani, S.; Piscaglia, F.: Doppler Ultrasound in Portal Hypertension

Dauzat, M.; Lafortune, M.: Doppler Ultrasound of Abdominal Arteries

Casalino, D.D.; Winsberg, F.: Doppler Ultrasonography in Liver Transplantation

Goldberg, B.B.; Liu, J.-B.: Contrast Agents in Abdominal Ultrasound

Zimbaro, G.; Ascenti, G.; Scarpignato, C.: Functional Ultrasonography of the Digestive Tract

Frontiers of Gastrointestinal Research, Vol. 24
Series Editors: Modlin, I.M. (New Haven, Conn.); Rozen, P. (Tel Aviv); Scarpignato, C. (Parma)
ISSN 0302–0665

Fields of Interest: Gastroenterology; Radiology; Oncology; Endoscopy, Surgery, Ultrasound

Current Trends in Digestive Ultrasonography
Editors: Gandolfi, L. (Bologna); Fukuda, M. (Sapporo)
approx. X + 388 p., 263 fig., 53 in color, 53 tab., hard cover, 1997
approx. CHF 343.– / DEM 411.– / USD 298.25
Will be published: 2nd quarter 1997
Prices subject to change
DEM price for Germany, USD price for USA only
ISBN 3–8055–6374–4

KI 97624

KARGER

Please send:

__ copy/ies: **Current Trends in Digestive Ultrasonography**
Frontiers of Gastrointestinal Research, Vol. 24
approx. CHF 343.– / DEM 411.– / USD 298.25
ISBN 3–8055–6374–4

☐ information on Karger publications in related fields

Payment: **Postage and handling free with prepayment**

☐ Check enclosed
☐ Please bill me
☐ Credit card (DEM will be charged in CHF)
☐ American Express ☐ Visa ☐ Diners
☐ MasterCard ☐ Eurocard

Card No.: ______

Exp. date: ______

Name/Address: ______

______

______

______

Date/Signature: ______

S. Karger AG
P.O. Box, CH–4009 Basel
(Switzerland)
Fax +41 61 306 12 34
E-Mail karger@karger.ch
http://www.karger.ch

S. Karger Publishers, Inc.
26 West Avon Road
P.O. Box 529
Farmington, CT 06085 (USA)
Fax (860) 675–7302
Toll free: 1–800–828–5479

Chirurgische Gastroenterologie
mit interdisziplinären Gesprächen

Originalarbeit · Original Paper

Chir Gastroenterol 1997;13:202–204

F. Largiadèr

Departement Chirurgie, Universitätsspital Zürich, Schweiz

Langzeitüberleben nach simultaner Pankreas- und Nierentransplantation

Schlüsselwörter
Pankreastransplantation · Pankreas- und Nierentransplantation · Diabetes mellitus · Langzeitüberleben

Zusammenfassung
Die kombinierte Pankreas- und Nierentransplantation bei Patienten mit diabetischer Nephropathie und terminaler Niereninsuffizienz brachte im eigenen Krankengut zwischen 1973 und 1979 keine Langzeiterfolge. Von 1980 bis 1982 wurden mit derselben Indikation 13 simultane Transplantationen vorgenommen. Die Pankreastransplantation wurde in Form der Pankreassegment-Transplantation mit gleichzeitiger oder verzögerter Duktverödung durchgeführt. Fünf Patienten leben noch; bei 4 davon war die Pankreasfunktion nach 2, 5 und 9 Monaten bzw. 5 Jahren verlorengegangen. Eine Patientin lebt nach 15 Jahren mit gut funktionierendem Pankreas- und Nierentransplantat. Dieser Fall entspricht dem weltweit längsten Überleben nach Pankreas- und Nierentransplantation.

Key Words
Pancreatic transplantation · Pancreas and kidney transplantation · Diabetes mellitus · Longterm survival

Summary
The simultaneous transplantation of the pancreas and the kidney performed in our institution between 1973 and 1979 did not result in longterm success. The operations were performed in patients with diabetic nephropathy and terminal renal failure. The same procedure was applied to 13 patients with the same indication in the years 1980, 1981, and 1982. The technique of pancreatic transplantation was a segmental transplantation with simultaneous or delayed duct occlusion. Five of these patients are still living; 4 of them lost their pancreas transplant function after 4, 5, 9 months and 5 years, respectively. One female patient is living 15 years after transplantation with good function of both pancreas and kidney. This corresponds to the longest survival after pancreas and kidney transplantation reported in the world literature.

Die Pankreastransplantation als Methode zur Behandlung des insulinpflichtigen Diabetes mellitus wurde vor 30 Jahren in Minneapolis entwickelt [1] und dort auch erstmals bei Patienten angewandt [2]. Als Indikation stand von Anfang an die diabetische Nephropathie mit terminaler Niereninsuffizienz im Vordergrund. Die ersten Anwendungen endeten aber ausnahmslos nach kürzerer oder längerer Zeit in Fehlschlägen. Auch mit der 1973 begonnenen eigenen Patientenserie konnten vorerst keine Dauererfolge erzielt werden [3, 4]. Wir verlegten daher das Gewicht vorübergehend auf die Inseltransplantation und konnten an einem Fall erstmals das funktionierende Überleben von transplantierten Inseln bei gleichzeitiger Nierenallotransplantation zeigen [5]. Es gelang uns jedoch nicht, diesen Erfolg zu reproduzieren.
In der Folge brachten die Beschreibung und Anwendung von zwei technischen Modifikationen der Pankreasorgantransplantation die ersten guten Resultate. Es handelte sich um die intraperitoneale Positionierung des Transplantats anstelle der bis dahin gebräuchlichen retroperitonealen Lage und um die immediat oder verzögert durchgeführte Ausschaltung der exokrinen Funktion durch Füllen des Duktsystems mit einem schnell härtenden Kunststoff. Die Resultate der ersten eigenen Anwendungen dieser Modifikationen sind Gegenstand des vorliegenden Berichts.

Krankengut

Von 1980 bis 1982 wurde bei 13 Patienten die simultane Pankreas- und Nierenallotransplantation durchgeführt. Es handelt sich um 6 Männer und 7 Frauen im Alter von 28–45 Jahren (Mittel 33 Jahre). Alle Patienten litten an einem Diabetes mellitus Typ 1 mit diabetischer Nephropathie und terminaler Niereninsuffizienz. Pankreas und Niere stammten von demselben hirntoten Spender und waren mit dem Empfänger meist in mindestens einem DR-Locus identisch. Ein Pankreassegment (Korpus und Kauda), arteriell versorgt durch den Truncus coeliacus und seine Äste und venös drainiert

KARGER

Prof. Dr. Felix Largiadèr
Departement Chirurgie
Universitätsspital
CH-8091 Zürich

Eingegangen:
05. Februar 1996
Angenommen:
10. Mai 1996

durch die Vena lienalis, wurde transperitoneal an die linken Iliakalgefäße angeschlossen und intraperitoneal mit dem kaudalen Ende im Douglas gelagert.
Bei den ersten Patienten wurde der Pankreasgang intraoperativ mit Prolamin gefüllt. Standardmethode bei späteren Patienten war die Kanülierung des Duktus und transkutane Herausleitung des Katheters, gefolgt von sekundärer Verödung des Gangsystems durch diesen Katheter [6]. Anschließend an die Pankreastransplantation wurde eine Niere rechts iliakal durch separaten extraperitonealen Zugang in üblicher Technik transplantiert. Die Basis-Immunosuppression umfaßte Azathioprin und Prednison; gegen Abstoßungskrisen setzten wir Prednisolon-Grammstöße und Anti-T-Lymphozyten-Globulin ein. Cyclosporin kam noch nicht zur Anwendung.

Ergebnisse

Ende 1995, also gut 15 Jahre nach Beginn der beschriebenen Serie, können folgende Ergebnisse registriert werden:
Von den 13 Patienten verstarb einer am ersten operativen Tag an Herzversagen bei funktionierendem Pankreastransplantat. Sieben weitere Patienten verstarben nach 40 Tagen bis 14 Jahren an infektiösen Komplikationen der Immunosuppression und an Diabetes-Komplikationen, 2 davon mit noch funktionierendem Transplantat.
Fünf Patienten leben, davon 3 ohne Funktion des Pankreastransplantats; das Pankreas ging nach 2 und 5 Monaten bzw. 5 Jahren durch chronische Abstoßung verloren. Die mittransplantierte Niere versagte gleichzeitig. Zwei Patienten tragen jetzt ein funktionierendes Nieren-Zweittransplantat. Ein weiterer Patient lebt mit einem funktionierenden Pankreas-Zweittransplantat; das erste ging nach 9 Monaten aus nichtimmunologischen Gründen (Fibrose?) ohne Beeinträchtigung der Nierenfunktion verloren. Die Zweittransplantation umfaßte dementsprechend nur das Pankreas.
Die 5. Patientin zeigt seit April 1981 eine normale Funktion von Pankreas und Niere; sie wird nachfolgend beschrieben.

Kasuistik A. M.
Bei der 1950 geborenen Patientin mit negativer Familienanamnese bezüglich Diabetes wurde 1964, also im Alter von 14 Jahren, nach notfallmäßiger Spitaleinweisung wegen Koma ein Diabetes mellitus Typ 1 festgestellt. Seither Behandlung mit Insulin. Seit 1977 hypertone Blutdruckwerte. 1978 erstmals Verschlechterung der Nierenfunktion. In der Folge Abnahme der Sehkraft, Feststellen einer diabetischen Retinopathie und eines Zustands nach rezidivierenden Glaskörperblutungen, deshalb Vitrektomie links. Wegen weiterer Verschlechterung der Nierenfunktion Beginn mit Hämodialyse im November 1979. Wegen Shunt-Thrombose Umstellung auf CAPD. Als Transplantationsvorbereitung 4 Bluttransfusionen. Später wieder Umstellung auf Hämodialyse.
Beim Spitaleintritt eine 158 cm große, 59 kg schwere Patientin. Medikamente: Nepresol, Trandate, Lasix, 24 I. E. Insulin täglich. Am 11. April 1981 simultane Pankreas- und Nierentransplantation nach der oben beschriebenen Technik. Zwischen Spender und Empfänger bestand Identität bezüglich der roten Blutgruppe und je einem HLA-A- und HLA-B-Antigen. Der HLA-DR-Locus des Spenders war nicht bekannt. Sofortiges Ingangkommen einer guten Urinproduktion und rasche Normalisierung der Blutzuckerwerte. Trotz intraoperativer Füllung des Pankreasgangsystems mit Prolamin Entwicklung einer exokrinen Fistel, weswegen der Ductus pancreaticus sekundär intubiert wurde. Basisimmunosuppression mit Azathioprin und Prednison. Wegen Verschlechterung der Nierenfunktion mit bioptisch gesicherter Abstoßungskrise 6 Prednisolon-Grammstöße zwischen dem 11. und 19. postoperativen Tag, gefolgt von einer Antilymphozytenglobulin-Therapie von 20 Tagen Dauer.
Die Patientin wurde mit einer Basisimmunosuppression von 125 Azathioprin und 30 mg Prednison aus dem Spital entlassen. Bei der ersten ambulanten Kontrolle Verödung des Pankreasgangsystems durch den liegenden Katheter mit Prolamin. Die Azathioprindosis von 125 mg wurde seither beibehalten. Das Prednison wurde schrittweise auf 10 mg reduziert. Behandlungsbedürftige Abstoßungskrisen oder andere Funktionsverschlechterungen traten nie mehr auf. Die Patientin ißt frei, sie hält keinerlei Diät. Bei allen Kontrollen im Laufe der Jahre normales Serumkreatinin, normaler Blutzucker und normales Hb A1C. Die antihypertensive Therapie konnte noch während des Spitalaufenthalts reduziert werden. Beim Austritt bestand sie noch in 2× 100 mg Labetalon, das bald sistiert wurde. Später war nie mehr eine antihypertensive Medikation nötig. Die Retinopathie blieb seit der Transplantation stabil. Zehn Jahre später wurde einseitig ein Katarakt operiert.
Bei der Kontrolle 14 Jahre und 4 Monate nach der Transplantation sind Harnstoff und Kreatinin im Serum im Rahmen der Norm. Der Nüchternblutzucker beträgt 5,8 mmol/l. Die orale Glukosebelastung provoziert einen zweigipfligen Anstieg des Seruminsulins (Tab. 1). Im Magnetresonanztomogramm sind im Nativbild und konstrastmittelverstärkt die transplantierte Niere unauffällig und das Pankreastransplantat als 4 cm lange, schmale, kontrastmittelaufnehmende Struktur sichtbar (Abb. 1). Im April des Jahres 1996 war der Zustand unverändert.

Tab. 1. Patientin A. M.: Orale Glukosebelastung (0,5 g/kg Körpergewicht)

	Zeit der Blutentnahme, min							
	vor	0	10	20	30	40	50	60
Glukose, mmol/l		5,8	5,7	5,9	5,8	5,9	6,0	6,9
Insulin, pmol/l	78	95	98	90	102	77	95	146
C-Peptid, pmol/l	575	598	576	598	536	570	571	617

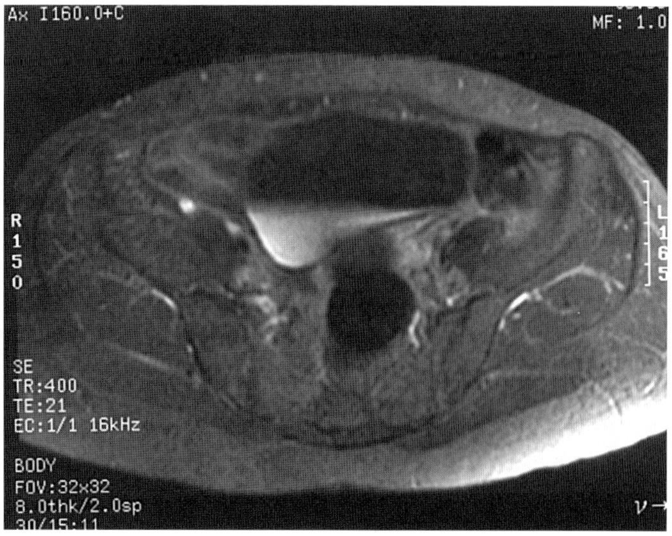

Abb. 1. Patientin A. M.: kontrastmittelverstärktes MR-Imaging. Das Pankreas ist als eine 4 cm lange schmale, kontrastmittelaufnehmende Struktur zwischen Rektum und Blase linksseitig erkennbar.

Diskussion

Das Konzept, den insulinpflichtigen Diabetes mittels Ersatz des kranken Organs durch ein gesundes zu heilen, entspricht der generellen Indikation für jede Organtransplantation und gab auch den Anstoß zur Entwicklung der Pankreastransplantation. Weil damals ein isolierter Ersatz des kranken Teils, nämlich der Inseln, technisch nicht möglich war, wurde die Transplantation des ganzen Organs entwickelt. Beim Menschen ist im Gegensatz zu den strikten experimentellen Bedingungen [1] auch nicht ein eigentlicher Ersatz des kranken Organs nötig; das Eigenpankreas kann belassen und ein neues zusätzlich und heterotop transplantiert werden. Als Indikation stand von Anfang an die diabetische Nephropathie mit terminaler oder präterminaler Niereninsuffizienz mit Indikation zur Nierentransplantation im Vordergrund, da diese Patienten ohnehin eine Immunosuppression benötigen. Die immunosuppressive Therapie muß bei gleichzeitiger Durchführung einer Pankreastransplantation nicht verstärkt werden. An dieser Situation hat sich seither nichts Entscheidendes geändert; weder ist die Inseltransplantation zur klinischen Routine entwickelt worden, noch sind bei der Organtransplantation andere Indikationen in den Vordergrund getreten.

Die Pankreastransplantation hat eine ähnliche Entwicklung durchlaufen wie Herz und Leber: Nach einer anfänglichen Euphorie in den späten sechziger Jahren mit Einzeltransplantationen an vielen Zentren erfolgte ein rascher Rückgang infolge der schlechten Resultate, und erst um 1980 begann wieder eine Zunahme dank der zielgerichteten Arbeit einiger weniger Zentren. Von 1966 bis Mitte 1977 wurden in 15 Spitälern der Welt insgesamt 57 Pankreastransplantationen bei 55 Patienten durchgeführt (eigene Patienten inbegriffen). Vom Juli 1977 bis Juni 1981, also bis zum Zeitpunkt des hier beschriebenen Falls von Langzeitüberleben, waren es 103 Transplantationen bei 97 Patienten, wobei nur 4 Zentren mit 8 und mehr Transplantationen beteiligt waren (Minneapolis, Lyon, Cambridge, Zürich) [7]. In den letzten Jahren haben die Pankreastransplantationen einen großen Aufschwung genommen: Seit 1990 beträgt die Zahl der weltweit durchgeführten Operationen jährlich zwischen 723 und 966; Spitäler der USA sind immer noch mit 73–87% aller Eingriffe mitbeteiligt [8].

Die Resultate der Pankreasorgantransplantation haben sich verbessert und weltweit angeglichen; die 1-Jahres-Funktion liegt bei 70%. Die Ergänzung des immunosuppressiven Armentariums durch Cyclosporin dürfte hierzu wesentlich beigetragen haben [10]. Die heutigen Resultate sind dementsprechend besser als die hier präsentierten aus der Vor-Cyclosporin-Ära. Das funktionelle Überleben ist aber auch heute schlechter als dasjenige der mittransplantierten Nieren. Die Beherrschung bzw. Ableitung des exokrinen Sekrets ist immer noch eine gewisse Quelle für Komplikationen. In den letzten Jahren wurde weltweit vor allem die Transplantation des gesamten Pankreas mit Duodenozystostomie angewandt. Auch diese Technik ist mit einer inhärenten, nicht unbeträchtlichen Komplikationsquote behaftet, die zum Organverlust führen oder zur Konversionsoperation Anlaß geben kann. Es darf deshalb darauf hingewiesen werden, daß von den 13 Transplantationen der Jahre 1980 und 1981 6 keine technischen Schwierigkeiten boten. Fünf davon gingen durch Tod des Empfängers oder chronische Abstoßung verloren. Dazu kommt der beschriebene Fall der Patientin mit Langzeitüberleben und guter Funktion beider Organe.

Nach der Weltstatistik ist dies das längste Überleben eines Patienten mit funktionierendem Pankreas- und Nierentransplantat überhaupt [9].

Literatur

1 Largiadèr F, Lyons GW, Hidalgo F, Dietzmann RH, Lillehei RC: Orthotopic allotransplantation of the pancreas. Am J Surg 1967;113:70–76.

2 Lillehei RC, Simmons RL, Najarian JS, Weil R, Uchida H, Ruiz JO, Kjellstrand CM, Goetz FC: Pancreatico-duodenal allotransplantation: Experimental and clinical experience. Ann Surg 1970;172:405–434.

3 Largiadèr F, Kolb E: Rejection of pancreatic allografts. Experimental and clinical results; in Touraine JL, Traeger J (eds): Transplantation and Clinical Immunology. Amsterdam, Excerpta Medica, 1978, vol 10, pp:240–244.

4 Largiadèr F, Uhlschmid G, Binswanger U, Zaruba K: Pancreas rejection in combined pancreaticoduodenal and renal allotransplantation in man. Transplantation 1975;19:185–187.

5 Largiadèr F, Kolb E, Binswanger U: A long-term functioning human pancreatic islet allotransplant. Transplantation 1980;29:76–77.

6 Largiadèr F, Decurtins M, Schlumpf R: The delayed duct occlusion technique of human pancreatic transplantation. Clin Transplant 1990; 4:385–392.

7 Sutherland DER: Pancreas and islet transplant registry report: July 1981. Transplant Top 1981;2:1.

8 International Pancreas Transplant Registry: Annual Report 1995. Univ of Minnesota, 1995.

9 Terasaki PI, Cecka JM: in World transplant records; Clinical transplants 1994. University of Califonia, 1995, p 571.

10 Schlumpf R, Largiadèr F, Decurtins M: Experience in clinical pancreas transplantation – University of Zurich. Transplant Proc 1987;19(suppl 4):92–95.

Chirurgische Gastroenterologie
mit interdisziplinären Gesprächen

Originalarbeit · Original Paper

Chir Gastroenterol 1997;13:206–211

I. Richter[a]
E. Swart[a]
A. Gad[b]
B.-P. Robra[a]

Kolonkarzinomrisiko nach Entfernung kolorektaler Adenome

[a] Institut für Sozialmedizin, Medizinische Fakultät der Otto-von-Guericke-Universität Magdeburg
[b] Departement of Pathology and Cytology, Huddinge University Hospital, Stockholm, Schweden

Schlüsselwörter
Kolorektales Adenom · Kolorektales Karzinom · Follow-up · Krebsinzidenz · Polypektomie

Zusammenfassung

Diese Studie vergleicht die Inzidenz kolorektaler Karzinome bei Patienten nach Diagnose eines kolorektalen Adenoms mit der Inzidenz der Allgemeinbevölkerung. Außerdem beschäftigt sie sich mit der Bestimmung von Risikofaktoren für die Entstehung eines kolorektalen Karzinoms nach Entfernung kolorektaler Adenome. Die Studienpopulation des Krankenhauses von Falun (Schweden) zwischen 1965 und 1980 bestand aus 338 Patienten mit kolorektalen Adenomen. Mit Ausnahme von 19 Fällen wurden die Adenome vollständig entfernt. Die Patienten erhielten anschließend die übliche ärztliche Versorgung, jedoch keine gezielte Überwachung durch Endoskopie. Über die schwedischen Krebs- und Todesursachenregister konnten sie durchschnittlich 10 Jahre prospektiv auf das Auftreten von kolorektalen Karzinomen verfolgt werden. Im Beobachtungszeitraum wurden 18 kolorektale Karzinome nach einer histologischen Nachbegutachtung registriert. Das schwedische Krebsregister zählte in der gleichen Zeit 30 Fälle. In einer multivarianten Überlebenszeitanalyse erwiesen sich die Größe und der histologische Typ der Adenome als Determinanten des Risikos für ein kolorektales Karzinom. Der Vergleich der Inzidenz kolorektaler Karzinome unserer Adenompopulation mit der der Normalbevölkerung erbrachte keinen signifikanten Unterschied (standardisiertes Morbiditätsverhälnis: 0,98; 95%-Konfidenzintervall: 0,65; 1,42). Nach Entfernung kolorektaler Adenome scheint eine engmaschige Überwachung aller Patienten zur Früherkennung kolorektaler Karzinome nicht notwendig zu sein. Eine weitere Reduktion des Krebsrisikos unter das Durchschnittsrisiko der Bevölkerung durch eine etwa 3jährige koloskopische Überwachung der Risikogruppen liegt im Bereich des Möglichen.

Key Words
Colorectal adenoma · Colorectal carcinoma · Follow-up · Cancer incidence · Polypectomy

Summary

The goal of this study was to compare the incidence of colorectal cancer in patients following the removal of colorectal adenomas with that in the general population. In addition, we wanted to determine risk factors for developing colorectal carcinoma in patients following polypectomy. Our study population consisted of all 338 patients with colorectal adenomas diagnosed at the Falun Hospital (Sweden) between 1965 and 1980. Diagnosed adenomas were removed in all but 19 cases. Adenoma patients were given the usual care, i.e. there were no systematic follow-up investigations by endoscopy at that time. Patients were followed for the development of colorectal cancer for an average of 10 years with the help of the Swedish cancer and death registries. During the follow-up period, 18 carcinomas were diagnosed upon reexamination of slides and records. 30 were reported to the Swedish cancer registry. In a multivariate survival analysis, large size and villous adenomas were found to be determinants for the risk of developing colorectal cancer. Comparison of the incidence of colorectal carcinoma in our cohort with that in the Swedish population did not reveal a significant difference (standardized morbidity rate: 0.98; 95% confidence interval: 0.65; 1.42). It appears that close surveillance of patients after removal of colorectal adenomas may not be necessary, although a further risk reduction with closer surveillance of high risk patients may be possible.

Dr. Enno Swart
Institut für Sozialmedizin
Medizinische Fakultät der
Otto-von-Guericke Universität Magdeburg
Leipziger Straße 44
D-39120 Magdeburg

Eingegangen:
10. Mai 1996
Angenommen:
23. Juli 1996

Einleitung

Die Prävalenz kolorektaler Adenome wird mit 5–20% angegeben, wobei die meisten keine Beschwerden verursachen. Es wird angenommen, daß ein beträchtlicher Teil der kolorektalen Karzinome in einem mehrstufigen Prozeß aus vorhandenen Adenomen des Kolons entsteht [1, 2]. Der Hauptteil der bei einem Patienten entdeckbaren Adenome entartet allerdings im Laufe seines Lebens nie [2]. Es ist daher nicht berechtigt, sie insgesamt als Vorstufen des kolorektalen Karzinoms anzusehen [3]. Das maligne Potential der Adenome ist dabei von verschiedenen Einflußgrößen abhängig, die in Charakteristika der Patienten und der Adenome begründet liegen [4, 5]. Sie verdienen somit eine eigenständige Einordnung ihres frühdiagnostischen und frühtherapeutischen Potentials.

Okkultes oder sichtbares Blut im Stuhl sowie Schleimabsonderungen sind die häufigsten Symptome kolorektaler Adenome. Durch den Okkultbluttest in Verbindung mit der Endoskopie zur Abklärung von Verdachtsfällen werden im Rahmen des gesetzlichen Krebsfrüherkennungsprogramms eine große Zahl von Adenomen entdeckt. Aufgrund der Adenom-Karzinom-Sequenz kann die Suche nach kolorektalen Adenomen und ihre Entfernung mit anschließender regelmäßiger Nachbeobachtung als primäre Prävention von (invasiven) kolorektalen Karzinomen angesehen werden. Die Länge der Überwachungsintervalle und ihre Differenzierung nach dem angenommenen Krebsrisiko sind noch Gegenstand wissenschaftlicher Diskussion. Mit Routineintervallen zwischen 2 und 5 Jahren werden verschiedene Follow-up-Schemata für Adenompatienten vorgeschlagen. Die erste Kontrolle wird nach 1–3 Jahren gefordert [6].

Trotz zahlreicher Erkenntnisse über den natürlichen Verlauf der Adenom-Karzinom-Sequenz und des Entartungsrisikos von Adenomen steht der Nachweis eines erhöhten Karzinomrisikos von Adenompatienten gegenüber der Normalbevölkerung bislang aus. Dies gilt gleichermaßen für die Verringerung des Lebenszeitrisikos für kolorektale Karzinome durch regelmäßige Koloskopie [7]. Die vorliegende Untersuchung will primär die Frage klären, ob ein erhöhtes Risiko für kolorektale Karzinome bei Adenompatienten vorliegt und ob die genannten Empfehlungen für eine Überwachung der Adenompatienten eine empirische Bestätigung erfahren. Außerdem werden verschiedene potentielle Determinanten des Karzinomrisikos auf ihre Bedeutung als prognostische Faktoren und für die Bestimmung einer möglichen Nachbeobachtungsstrategie untersucht.

Material und Methode

Grundlage dieser Arbeit waren die histologischen Protokolle aller 541 Patienten mit kolorektalen Adenomen, die von 1965 bis 1980 im Bezirkskrankenhaus Falun (Mittelschweden) behandelt wurden. Bis Mitte der 70er Jahre wurde bei 10–40 Patienten pro Jahr die Diagnose «kolorektales Adenom» gestellt, später wegen des verstärkten Einsatzes der flexiblen Endoskopie bei 60–100 pro Jahr. Nach Ausschluß von insgesamt 203 Fällen mit einer von Anfang an bestehenden Darmkrebserkrankung, einer bekannten Colitis ulcerosa, einer familiären Polyposis coli und Fällen mit nichtneoplastischen Polypen bilden 338 Patienten mit je mindestens einem Adenom unsere bevölkerungsbezogene Studienkohorte.

Das pathologische Institut des Krankenhauses Falun (Leiter bis 1995: Prof. Adel Gad) ist das einzige der Region. Es kann deshalb davon ausgegangen werden, daß dort die überwiegende Mehrheit aller im Regierungsbezirk Kopparberg (etwa 280000 Einwohner) entnommenen Gewebeproben beurteilt werden. Aus den Krankenakten wurden Gründe für die Untersuchung, Charakteristika der entdeckten Adenome und die Art der klinischen Intervention extrahiert. Um eine einheitliche pathologische Befundung zu gewährleisten, wurden für unsere Untersuchung alle Präparate erneut begutachtet (A. G.).

Das Follow-up der Studienpopulation erfolgte über das schwedische Krebsregister und das schwedische Todesursachenregister. Anhand der Personenkennzahl konnte bis zum Stichtag 31. Dezember 1988 im Krebsregister nach Neuerkrankungen an Kolonkarzinom gesucht werden[1]. Alters- und geschlechtsspezifische Inzidenzzahlen der schwedischen Gesamtbevölkerung für die Jahre 1965–1988 wurden den Veröffentlichungen des Krebsregisters entnommen.

Für einen Teil der nicht im Krebsregister nachzuweisenden Personen konnten in Obduktionsprotokollen Todeszeitpunkt und -ursache ermittelt werden. Eine Liste aller übrigen Personen wurde an das schwedische Todesursachenregister geschickt, das die Totenscheine aller Verstorbenen auf Mikrofilm speichert. Auf diese Weise konnten alle Todesfälle in der Studienpopulation bis zum Stichtag 30. Juni 1992 ermittelt werden[2]. Insgesamt war über die Personenkennzahl ein lückenloser Abgleich unserer Studienkohorte mit den beiden Registern möglich.

Survivalfunktionen hinsichtlich des Auftretens von Kolonkarzinomen nach der ersten Entdeckung eines Adenoms wurden über den Produkt-Limit-Ansatz bestimmt [8]. Unterschiede zwischen verschiedenen Survivalfunktionen wurden mittels des Log-Rank-Tests [9] auf statistische Signifikanz getestet. Eine multivariate Analyse zur Bestimmung von Determinanten der Überlebenszeit erfolgte anhand des Proportional-Hazard-Modells [10].

Für jedes Jahr der Studie (1965–1988) wurde in unserer Kohorte die Zahl der Personenmonate unter Beobachtung nach Geschlecht und 5-Jahres-Altersklasse berechnet. Die Zahl der in jedem Jahr zu erwartenden Neuerkrankungsfälle nach Altersklasse und Geschlecht erhält man durch Multiplizierung mit den jährlichen alters- und geschlechtsspezifischen landesweiten Inzidenzziffern. Der Quotient aus beobachteten und erwarteten Fällen – aufsummiert über alle 24 Beobachtungsjahre – ergibt das standardisierte Morbiditätsverhältnis SMR (indirekte Standardisierung [11]) für den Regierungsbezirk Kopparberg.

Zwei Karzinomfälle, die 1990 post mortem diagnostiziert wurden, entfernten wir aus der Analyse. Weiterhin wurde eine Adjustierung für die vom Landesdurchschnitt nach unten abweichende Kolonkarzinominzidenz des Bezirks vorgenommen.

Ergebnisse

Die Studienpopulation bestand aus 187 (55%) Männern und 151 (45%) Frauen. Das Durchschnittsalter bei Entfernung der Adenome betrug 66,4 Jahre bei den Männern und 67,4 Jahre bei den Frauen, die Spannbreite bei beiden Geschlechtern reichte von 20 bis 96 Jahren.

[1] Die Daten des schwedischen Krebsregisters werden nur alle 4 Jahre statistisch aufbereitet, so daß neuere Zahlen nicht zur Verfügung standen.

[2] Eine derartige Datenerfassung und den Abgleich mit personenbezogenen Daten aus Registern erlaubt das schwedische Datenschutzgesetz für wissenschaftliche Zwecke. Der Datenschutzbeauftragte beim Krebsregister trifft die Entscheidung über die Herausgabe der gewünschten Daten. Die personenbezogenen Daten dienten lediglich der Zusammenführung der verschiedenen Quellen. Die Analyse der Daten in Deutschland erfolgte anschließend mit anonymisierten Daten.

Tab. 1. Altersverteilung der Studienpopulation

Altersgruppe	Männer		Frauen		Gesamt	
	n	%	n	%	n	%
Unter 50 Jahre	15	8,0	11	7,3	26	7,7
50 bis 59 Jahre	33	17,6	20	13,2	53	15,7
60 bis 69 Jahre	62	33,2	53	35,1	115	34,0
70 bis 79 Jahre	57	30,5	46	30,5	103	30,5
80 Jahre und älter	20	10,7	21	13,9	41	12,1
Summe	187	100,0	151	100,0	338	100,0
Durchschnittsalter, Jahre	66,4		67,4		66,8	

Rund jeder achte Patient war zum Zeitpunkt der Erstuntersuchung über 80 Jahre alt (Tab. 1). Bei den Wiederholungsuntersuchungen lag der Anteil der über 60jährigen Patienten bei über 80% (erste Nachuntersuchung) bzw. über 90% (zweite Nachuntersuchung).

Insgesamt wurden 521 Erst- und Folgeuntersuchungen dokumentiert, bei denen zusammen 459 Adenome und Rezidive gefunden wurden. Die Mehrheit der Erstuntersuchungen (n = 325; 70%) wurde wegen neu aufgetretener Patientenbeschwerden oder Symptome (z. B. Darmblutung, Durchfall, Verstopfung, abdominale Schmerzen, Schleimabgang) durchgeführt. In weniger als 10% der Untersuchungen fanden sich mehrere Adenome.

Die Patienten unterlagen keinem systematischen Überwachungsprogramm; der größte Teil aller weiteren Untersuchungen erfolgte als vom Arzt empfohlene Kontrolluntersuchung. Bei 73 Patienten (22%) wurden später erneut Adenome entdeckt. Die Folgeuntersuchungen fanden in gut einem Drittel der Fälle (n = 27; 37%) innerhalb eines Jahres statt, in mehr als der Hälfte der Fälle erst nach mehr als 4 Jahren (n = 39; 53%).

Die Adenome waren bei der Erstuntersuchung überwiegend tubulovillös, 7% waren villös. Nur in 12% der Fälle lagen schwere Dysplasien vor. Entsprechend der vorherrschenden Konvention wurde das Carcinoma in situ zu den schwer dysplastischen Adenomen gezählt. Jeweils ein Viertel aller Adenome war bis zu 10 mm groß bzw. größer als 20 mm. In 42% der Fälle enthielten die Krankenakten keine Angabe zur Größe der Adenome. Der Anteil fehlender Größenangabe liegt bei den oben genannten Altersgruppen zwischen 38 (Altersgruppe 60–69 Jahre) und 47% (Altersgruppe 50–59 Jahre) und ist demnach nicht nennenswert mit dem Alter der Patienten korreliert. 90% der Adenome waren im distalen Darmabschnitt lokalisiert (Anus/Rektum bzw. Sigmoid). Dies läßt sich durch die überwiegende Anwendung von Rektoskopie und Sigmoidoskopie erklären.

In fast allen Fällen waren die Adenome vollständig entfernt worden, meist durch eine Biopsie oder eine lokale Exzision. Gut ein Drittel der Adenome wurde durch radikale Eingriffe (Kolektomie, lokale Exzision, Resektion) entfernt. In Ausnahmefällen wurden Adenome belassen und nachbeobachtend verfolgt (n = 19; 6%), wenn Kontraindikationen gegen eine Entfernung sprachen (hohes Alter, erhöhte Blutungsgefahr).

Vor der Bestimmung prognostischer Faktoren für die Inzidenz kolorektaler Karzinome nach Adenomentfernung muß bemerkt werden, daß die an das schwedische Krebsregister gemeldeten Fälle offensichtlich nach unterschiedlichen und im Ergebnis nicht übereinstimmenden Kriterien diagnostiziert wurden. Nach kritischer Prüfung zeigten sich Klassifikationsprobleme, nach denen eher von einer Überdiagnose auszugehen ist.

Von den an das Register innerhalb des Beobachtungszeitraumes insgesamt gemeldeten 30 Fällen aus unserer Studienpopulation wurden bei 27 Nachbegutachtungen nur 12 als kolorektales Karzinom bestätigt. In 3 Fällen war eine Nachmusterung nicht möglich; hier wurde die Richtigkeit der Diagnose unterstellt. Zusätzlich wurde dreimal die Diagnose kolorektales Karzinom post mortem gestellt. Für die Bestimmung prognostischer Faktoren innerhalb unserer Studienpopulation berücksichtigten wir zugunsten einer höheren inneren Konsistenz der Daten die aufgrund der Nachbegutachtung zweifelhaften Fälle nicht. Sie fanden jedoch aus Gründen der strukturellen Beobachtungsgleichheit Berücksichtigung beim nachfolgenden Inzidenzvergleich mit der schwedischen Normalbevölkerung.

Insgesamt konnten hinsichtlich der Analyse prognostischer Faktoren 18 inzidente Kolonkarzinomfälle beobachtet werden (10 Männer, 8 Frauen). Davon traten 5 innerhalb eines Jahres nach der Erstuntersuchung auf, 5 weitere im 2. und 3. Jahr, 6 zwischen 4 und 8 Jahren nach dem ersten Adenom, je eines nach 15 und nach 20,5 Jahren. Dreizehn der Karzinompatienten verstarben, 10 an Krebs, 3 an Herz-Kreislauf-Erkrankungen. Von den 320 Adenompatienten, die kein Kolonkarzinom entwickelten, starben 165 (Stichtag: 30. Juni 1992). Die übrigen 155 Patienten lebten am Ende der Beobachtungszeit. Ein manifestiertes Kolonkarzinom kann bei ihnen bis zum Stichtag 31. Dezember 1988 ausgeschlossen werden. Über eine Neuerkrankung im Zeitraum bis zum Ende der Studie am 30. Juni 1992 kann keine Aussage getroffen werden (Tab. 2). Die Follow-up-Zeit ergab sich demnach aus dem Intervall zwischen Erstuntersuchung und Neuerkrankung (inzidente Fälle), Sterbedatum (bei Todesfällen ohne kolorektales Karzinom) bzw. Stichtag des Abgleichs mit dem Krebsregister (31. Dezember 1988 für die Personen, die am 30. Juni 1992 noch lebten).

Die Nachbeobachtungszeit betrug im Durchschnitt 9,6 Jahre, der Median lag bei 9,5 Jahren (Minimum: 0 Monate[3], Maximum:

Tab. 2. Beschreibung der Studienkohorte

Anzahl der Patienten	338 (187 Männer, 151 Frauen)
Zeitraum der Erstuntersuchung	1965 bis 1980
Follow-up-Zeitraum	
Stichtag für Abgleich mit Krebsregister	31. 12. 1988
Stichtag für Abgleich mit Todesursachenregister	30. 6. 1992
Zahl der Neuerkrankungen an kolorektalem Karzinom	18
Zahl der Todesfälle ohne kolorektales Karzinom	165
Zahl der Lebenden ohne Neuerkrankung	155
Zahl der Drop-outs	0
Gesamtsumme der Personenmonate	39 177
Durchschnittliche Follow-up-Zeit	9,6 Jahre

[3] Ein Patient starb kurz nach Entdeckung des Adenoms, jedoch nicht an einem kolorektalen Karzinom. Dieser Fall hat somit keinen Einfluß auf die Ergebnisse.

Tab. 3. Ergebnisse univariater Überlebenszeitanalysen
(Produkt-Limit-Schätzer und univariate Log-Rank-Tests; nur bei Nachmusterung positive Fälle berücksichtigt)

Merkmal bei Erstuntersuchung	Anzahl der Patienten	Wahrscheinlichkeit für Freisein von kolorektalem Karzinom nach Jahren					Inzidenz*	p-Wert (Log-Rank-Test)
		1	2	5	10	15		
Durchmesser bis 10 mm	83	1	0,987	0,987	0,987	0,987	1,1	
Durchmesser > 10 mm	112	0,982	0,961	0,961	0,961	0,904	4,9	
Keine Größenangabe	143	0,978	0,978	0,936	0,906	0,906	9,2	0,0458
Singuläres Adenom	306	0,986	0,983	0,963	0,949	0,934	4,7	
Multiple Adenome	32	0,968	0,968	0,896	0,896	0,896	13,3	0,0732
Villöse Adenome	25	0,911	0,863	0,863	0,863	0,863	15,7	
Nichtvillöse Adenome	313	0,99	0,99	0,966	0,95	0,935	4,9	0,0751
Gesamt	338	0,984	0,981	0,957	0,944	0,93	5,5	

* Pro 1 000 Nachbeobachtungsjahre.

312 Monate). Das absolute Krebsrisiko in unserer Population (bei alleiniger Berücksichtigung der bestätigten Fälle) beträgt 5,5 pro 1 000 Nachbeobachtungsjahre. Die Überlebenszeitanalyse ergab eine Wahrscheinlichkeit von 0,02 für das Auftreten eines Karzinoms innerhalb von 2 Jahren nach der Erstuntersuchung. Für 5 bzw. 10 Jahre lagen die entsprechenden Werte bei 0,04 bzw. 0,06.

Univariate Analysen möglicher prognostischer Faktoren ergaben bei großen Adenomen (Durchmesser mehr als 10 mm) ein signifikant höheres Karzinomrisiko gegenüber kleineren Adenomen (Faktor 4 bei niedrigem absolutem Niveau). Hierbei wurden die Fälle ohne Größenangabe, die die höchste Inzidenz hatten, als eigenständige Kategorie mitgeführt. Patienten mit villösen bzw. multiplen Adenomen haben gegenüber solchen mit nichtvillösen bzw. singulären Adenomen ein grenzwertig (jeweils 3fach) erhöhtes Risiko für ein kolorektales Karzinom (Tab. 3). Alle anderen potentiellen Einflußfaktoren erwiesen sich als nicht signifikant [12].

Aufgrund von Korrelationen zwischen den potentiellen prognostischen Faktoren (z. B. Größe und Typ bzw. Singularität und Typ) wurde im Anschluß ein multivariates Proportional-Hazards-Modell mit Backward-Selektion gerechnet [13]. Signifikante Einflüsse auf die Hazard-Funktion haben dabei die Größe ($p = 0{,}048$) und der histologische Typ ($p = 0{,}046$) der Adenome. Aufgrund der zahlreichen fehlenden Größenangaben ist eine eindeutige Interpretation eines relativen Risikos der großen im Vergleich zu kleinen Adenome nicht möglich. Hingegen liegt das relative Risiko nichtvillöser Adenome für ein Kolonkarzinom um 74% unter dem für villöse Adenome bei einem insgesamt niedrigen Risiko (95%-Konfidenzintervall: 0,05; 0,98).

Die auf der Basis der schwedischen Volkszählung von 1960 altersstandardisierten Kolon- und Rektumkarzinominzidenzen sind von 1971 bis 1988 nur von einem leichten säkulären Trend gekennzeichnet. Sie schwanken zwischen 55,8 (1971) und 60,8 (1985; für Männer und Frauen) beim Kolon- und zwischen 31,3 (1973) und 36,2 (1985) beim Rektumkarzinom, jeweils bezogen auf 100 000 Personen[4].

[4] Die vergleichbaren Zahlen für kolorektale Karzinome in der Bundesrepublik liegen um rund 50% höher (Zahlen des Krebsregisters Saarland, mit der Weltbevölkerung standardisiert).

Für den Vergleich der Neuerkrankungsraten in unserer Studienkohorte mit der zugrundeliegenden Allgemeinbevölkerung gehen wir zunächst von 28 im schwedischen Krebsregister erfaßten Karzinomfällen aus (O) (2 Fälle mußten von der Inzidenzanalyse ausgeschlossen werden, da sie nach dem 31. Dezember 1988 diagnostiziert wurden). Diesen stehen im Beobachtungszeitraum unter Berücksichtigung der schwedischen alters-, geschlechts- und periodenspezifischen Inzidenzraten 34,6 erwartete Fälle (E) gegenüber. Das ergibt ein SMR von 0,81 (95%-Konfidenzintervall: 0,55; 1,17). Dies entspricht einer unterdurchschnittlichen Krebsinzidenz in der Kohorte nach Diagnose und (überwiegender) Entfernung der Adenome.

Für 8 Jahre lagen uns zusätzlich zu den nationalen auch regionalspezifische Inzidenzraten für den Bezirk Kopparberg vor. In diesen Jahren lag die Inzidenz bei den Männern um 17 und bei den Frauen um 18% unter dem Landesdurchschnitt. Entsprechend dieser deutlich geringeren regionalen Inzidenz von kolorektalen Karzinomen [14] wurde die erwartete Anzahl an Neuerkrankungen getrennt nach Geschlecht adjustiert. Auf diese Weise erhalten wir $E^* = 17{,}1$ Fälle bei den Männern und $E^* = 11{,}5$ Fälle bei den Frauen mit einem SMR von 0,98 (95%-Konfidenzintervall: 0,65; 1,42).

Diskussion

Die Aussagefähigkeit dieser bevölkerungsbezogenen Kohortenstudie basiert auf dem nahezu lückenlosen Follow-up aller Patienten mit kolorektalen Adenomen im Bezirk Kopparberg durch den Abgleich der Daten mit dem schwedischen Krebs- und Todesursachenregister. Auf diese Weise war es möglich, die Inzidenz von kolorektalen Karzinomen nach Entfernung des Adenoms mit der zugrundeliegenden Allgemeinbevölkerung zu vergleichen.

Die Verpflichtung zu einer weiteren Versorgung und Überwachung der Adenompatienten wird aus ihrem erhöhten Risiko für weitere Adenome [15] und für Karzinome abgeleitet [16–18]. Das kumulative Karzinomrisiko für Adenompatienten liegt etwa bei 2,5% nach 5 Jahren und 8% nach 10 Jahren [19]. Diese Zahlen konnten in unserer Untersuchung bestätigt werden.

Damit zeigt sich jedoch kein erhöhtes Krebsrisiko in unserer Adenomstudienpopulation gegenüber der Normalbevölkerung. Es ist möglich, daß die unterschiedliche Inzidenz im Bezirk Kopparberg einer unterdurchschnittlichen Zahl diagnostischer Maßnahmen entspringt. Die beschriebene, empirisch gestützte Adjustierung hinsichtlich der erwarteten Anzahl von inzidenten Fällen berücksichtigt diese Möglichkeit. Eine exakte Quantifizierung der regionalen Inzidenzen konnte nicht vorgenommen werden.

Unser Vorgehen ist insofern konservativ, da wir alle im Krebsregister erfaßten Fälle als histologisch gesichert betrachtet haben. Werden im Inzidenzvergleich dagegen ausschließlich Fälle herangezogen, die bei den Nachmusterungen der histologischen Schnitte bestätigt wurden, ergibt sich sogar ein um 42% reduziertes Risiko nach Entfernung der Adenome.

Die Validierung unserer Annahmen hinsichtlich des Ausmaßes diagnostischer Maßnahmen und der regionalen Inzidenzen könnte über eine systematische Erfassung aller Adenome des Beobachtungszeitraums bei allen Ärzten und Krankenhäusern der Region und über eine erneute Kontaktaufnahme zum schwedischen Krebsregister erfolgen mit der Bitte um Übersendung regionalspezifischer Inzidenzen für alle Jahre des Beobachtungszeitraumes. Dies hätte den Rahmen unserer Arbeit gesprengt und muß nachfolgenden Untersuchungen vorbehalten bleiben.

Unsere Ergebnisse stehen im Gegensatz zu einer bevölkerungsbezogenen Studie aus der Schweiz [20]. Bei knapp 2 500 Personen, die über durchschnittlich 4 Jahre nachverfolgt wurden, ergab sich ein signifikant erhöhtes SMR für kolorektale Karzinome von 2,1. Das SMR nahm im zeitlichen Verlauf und mit steigendem Alter ab. Aufgrund fehlender Informationen hinsichtlich der Ein- und Ausschlußkriterien und des Ausmaßes der Adenomentfernung kann nicht definitiv beantwortet werden, inwieweit die Ergebnisse mit denen unserer Untersuchungen vergleichbar sind.

Dagegen ergab die National Polyp Study aus den USA eine sehr niedrige Inzidenz kolorektaler Karzinome nach Adenomentfernung. Dabei wurden mehr als 1 400 Patienten mit kolorektalen Adenomen über durchschnittlich knapp 6 Jahre nachbeobachtet [21]. Ähnlich wie in unserer Studie wurden die Patienten mehrheitlich wegen Symptomen oder eines positiven Bariumkontrasteinlaufs zur Koloskopie überweisen, nur knapp 11% wegen eines positiven Okkultbluttests. Nach vollständiger Entfernung der Adenome lag die Reduktion der Karzinominzidenz zwischen 76 und 90% gegenüber 3 verschiedenen Kontrollgruppen. Die stärkere Reduktion der Inzidenz in dieser amerikanischen Studie kann im niedrigeren Durchschnittsalter der Studienpopulation, in der Wahl der Kontrollen, in der konsequenteren Polypenentfernung im Rahmen einer gezielten Studie (im Vergleich mit der flächendeckenden Routineversorgung), im systematischen Follow-up und in der Länge der Nachbeobachtungszeit begründet liegen.

Die Struktur unserer Population sowie die Charakteristika der entdeckten Adenome müssen bei der Interpretation der vorliegenden Ergebnisse und der Einordnung in andere Untersuchungen berücksichtigt werden. Unsere Kohorte zeichnet sich durch ein hohes Durchschnittsalter aus. Es gibt Anzeichen dafür, daß die Wachstumsgeschwindigkeit im Alter abnimmt und die maligne Transformation mit zunehmendem Alter langsamer verläuft [22]. Außerdem gewinnen konkurrierende Krankheits- und Todesursachen an Gewicht. Aus Gründen einer vollständigen Erfassung aller Adenompatienten sowie aufgrund der geringen Zahl an Patienten und vor allem der inzidenten Kolonkarzinome haben wir auf einen Ausschluß der Patienten über 80 Jahre verzichtet. Im übrigen befindet sich ein Großteil der Patienten in der ambulanten und stationären Versorgung im Rentenalter. Bei Betrachtung allein der Patienten unter 75 Jahre (mit insgesamt 13 beobachteten Karzinomen) erhöht sich das SMR geringfügig auf 1,25 (95%-Konfidenzintervall: 0,67; 2,14).

Unsere Studie ist insgesamt vor dem Hintergrund der retrospektiv beobachteten medizinischen Versorgung bei Patienten mit kolorektalen Adenomen zu sehen. Daher ist eine Aussage über die Vollständigkeit der Untersuchung des Darms und der Entfernung aller Polypen nicht möglich. Es kann deshalb nicht entschieden werden, ob und in welchem Ausmaß Patienten mit einer Rekto- oder Sigmoidoskopie in oberen Darmabschnitten weitere Polypen hatten und wie häufig dort noch weitere Adenome neben den primär gefundenen zu vermuten sind. Die 5 im ersten Nachbeobachtungsjahr entdeckten Karzinome legen eine derartige Möglichkeit nahe.

Für den Vergleich verschiedener prognostischer Faktoren und die Beschränkung auf die in der Nachbegutachtung bestätigten Fälle bedürfen unsere Ergebnisse daher eine Bestätigung in einer Studienpopulation mit eindeutigeren Ein- und Ausschlußkriterien hinsichtlich der Tiefe der Untersuchung und der Vollständigkeit der Polypektomie. Bezüglich des Inzidenzvergleichs mit der Allgemeinbevölkerung fallen diese Einwände weniger ins Gewicht, da wir alle Fälle aus unserer Studienpopulation herangezogen hatten, die im Krebsregister gemeldet waren. In Falun möglicherweise übersehene Adenome oder Karzinome, soweit sie klinisch relevant geworden sind, erhöhen das SMR der Patientengruppe relativ zu einer Ausgangslage mit «clean colon».

Bei einem Vergleich von verschiedenen Untersuchungen zu diesem Thema kommt dem Bevölkerungsbezug einer Studie besondere Bedeutung zu. Bei krankenhausbezogenen Kontrollen können Selektionseffekte durch risikoabhängiges Überweisungsverhalten nicht ausgeschlossen werden. Unter sozialmedizinisch-präventivem Aspekt ergibt sich daraus die Notwendigkeit einer Bevölkerungskontrolle wie in unserer Studie.

Unsere Ergebnisse lassen eine engmaschige Überwachung aller Patienten nach Adenomentfernung zur Früherkennung kolorektaler Karzinome, wie sie in der Fachliteratur postuliert wird [5, 23, 24], nicht dringlich erscheinen. Nachuntersuchungen bei vorliegenden Symptomen oder Beschwerden, wie es in unserer Studienpopulation praktiziert wurde, scheinen für Patienten mit durchschnittlichem Risiko ausreichend zu sein. Unabhängig davon liegt eine weitere Risikoreduktion unter das der Durchschnittsbevölkerung durch eine Koloskopie in einem Abstand von höchstens 3 Jahren im Bereich des Möglichen [25].

Vielfach wird ein differenziertes Vorgehen für Patienten mit hohem und niedrigerem Risiko, für einzelne und multiple Indexpolypen vorgeschlagen [26]. Unterschiedliche Empfehlungen internationaler Arbeitsgruppen und Fachgesellschaften zum Intervall von Nachuntersuchungen bei Patienten mit kolorektalen Adenomen hat die Deutsche Krebsgesellschaft zusammengefaßt [27]. Danach ist eine kurzfristige erneute Koloskopie lediglich bei eingeschränkten Untersuchungsbedingungen, bei unvollständiger Histologie aller Polypen mit mindestens 5 mm Durchmesser, bei verbliebenen Adenomen und bei Entfernung der Adenome nicht im Gesunden indiziert. Die vorliegende Untersuchung läßt – in Übereinstimmung mit diesen Empfehlungen und mit Ergebnissen anderer Autoren [28–31] – eine engere Kontrolle für Patienten mit großen (Durchmesser >20 mm) und villösen Adenomen indiziert erscheinen.

Ausgehend von der Adenom-Karzinom-Sequenz stärken unsere Ergebnisse die Annahme, daß eine Polypektomie klinisch-symptomatisch auffällig gewordener Adenome risikomindernd wirkt. Dies legt es nahe, einen ähnlichen Nutzen auch bei der Entfernung von asymptomatischen, im Sceening entdeckten Polypen zu vermuten. Diese Hypothese muß jedoch noch gezielt überprüft werden.

Der Test auf okkultes Blut im Stuhl besitzt dabei als Screeninginstrument bei selten blutenden kolorektalen Adenomen eine nur geringe Sensitivität. Mehr Erfolg versprechen invasive endoskopische Untersuchungen in größerem zeitlichem Abstand [32, 33]. Es bedarf allerdings noch gezielter Studien zur Akzeptanz und Effektivität solcher stärker belastender Präventionsmaßnahmen. Diese sollten möglichst populationsbezogen angelegt sein.

Literatur

1 Hermanek P: Pathology of the adenoma-carcinoma sequence. Coloprotology 1982;4:57–64.
2 Morson BC: The polyp-cancer sequence in the large bowel. Proc R Soc Med 1974;67:451–457.
3 Peipins LA, Sandler RS: Epidemiology of colorectal adenomas. Epidemiol Rev 1994;16:273–297.
4 Gatteschi B, Constantini M, Bruzzi P, Merlo F, Torcoli R, Nicolo G: Univariate and multivariate analyses of the relationship between adenocarcinoma and solitary and multiple adenomas in colorectal adenoma patients. Int J Cancer 1991;49:509–512.
5 Wegener M, Börsch G, Schmidt G: Colorectal adenomas. Distribution, incidence of malignant transformation and rate of recurrence. Dis Colon Rectum 1986;29:383–387.
6 Matek W: Die Entwicklung kolorektaler Adenome. Untersuchungen zur Erfassung potentieller Einflußgrößen und zur Optimierung der Nachsorge. Stuttgart, Thieme, 1985.
7 Blackstone MO: Colorectal adenomas on follow-up colonoscopy: Is the cancer risk unchanged? Lancet 1995;345:1126–1127.
8 Kaplan EL, Meier P: Nonparametric estimation from incomplete observations. J Am Stat Assoc 1959;53:457–481.
9 Peto R, Pike MC, Armitage P, Beslow NE, Cox DR, Howard SV, Mantel N, McPherson K, Peto J, Smith PG: Design and analysis of randomized clinical trials requiring prolonged observation of each patient. II Analysis and examples. Br J Cancer 1977;35:1–39.
10 Cox DR: Regression models and life tables (+discussion). J R Stat Soc B 1972;34:187–220.
11 Breslow NE, Day NE: Statistical methods in cancer research. II The design and analysis of cohort studies. Lyon, IARC, 1987.
12 Swart E, Richter I, Robra B-P, Gad A: Kein erhöhtes Risiko für Kolonkarzinome nach Entfernung kolorektaler Adenome – Ergebnisse eines flächendeckenden registergestützten Follow-up. Informaik, Biometrie Epidemiol 1995;26:308–320.
13 Hosmer DW, Lemeshow S: Applied Regression Analysis. New York, Wiley, 1989.
14 Gerhardsson M, Steineck G, Norell SE: Colorectal cancer in Sweden, a descriptive epidemiologic study. Acta Oncol 1990;29:855–861.
15 Neugut AI, Jacobson JS, Ahsan H, Santos J, Garbowski GC, Forde KA, Treat MR, Waye J: Incidence and recurrence rates of colorectal adenomas: A prospective study. Gastroenterology 1995;108:402–408.
16 Brahme F, Ekelund GR, Norden JG, Wenckert A: Metachronous colorectal polyps: Comparison of development of colorectal polyps and carcinomas in persons with and without histories of polyps. Dis Colon Rectum 1974;17:166–171.
17 Morson B, Bussey HJR: Magnitude of risk for cancer in patients with colorectal adenomas. Br J Surg 1985;72(suppl):23–28.
18 Muto T, Bussey HJR, Morson BC: The evolution of cancer of the colon and rectum. Cancer 1975;36:2251–2270.
19 Spiro HM: Surveillance for colonic polyps. Mt Sinai J Med 1988;55:251–255.
20 Levi F, Randimbison L, la Vecchia C: Incidence of colorectal cancer following adenomatous polyps of the large intestine. Int J Cancer 1993;55:415–418.
21 Winawer SJ, Zauber AG, Ho MN, O'Brien MJ, Gottlieb L, Sternberg SS, Waye JD, Shapiro M, Bond J, Panish J, Ackroyd F, Shike M, Kurtz RC, Hornsby-Lewis L, Gerdes H, Stewart ET: Prevention of colorectal cancer by colonoscopic polypectomy. N Engl J Med 1993;329:1977–1981.
22 Winawer SJ, Zauber AG, Gerdes H, Ho MN, Bishop DT, McMahon RA, O'Brien MJ, Gottlieb LS, Sternberg SS, Waye J, Bond J, Shapiro M, Panish J, Shike M, Kurtz RC, Ackroyd F, Stewart ET, Skolnick M: Genetic epidemiology of colorectal cancer: Relationship of familial colorectal cancer risk to adenoma proband age and adenoma characteristics. Gastroenterology 1992;102:A409.
23 Waye JD, Braunfeld S: Surveillance intervals after colonoscopic polypectomy. Endoscopy 1982;14:79–81.
24 Hintze RE, Adler A, Veltzk W: Neoplasien des unteren Gastrointestinaltraktes. Z Allgemeinmed 1994;70:49–52.
25 Winawer SJ, Zauber AG, O'Brien MJ, Ho MN, Gottlieb L, Sternberg SS, Waye JD, Bond J, Shapiro M, Steward ET, Panish J, Ackroyd F, Kurtz RC, Shike M: Randomized comparison of surveillance intervals after colonoscopic removal of newly diagnosed adenomatous polyps. N Engl J Med 1993;328:901–906.
26 Matek W: Follow-up-Untersuchungen bei kolorektalen Adenomen; Matek W (ed): Früherkennung und Nachsorge des Dickdarmkrebses. Berlin, Springer, 1989;pp97–103.
27 Hermanek P (Hrsg): Diagnostische Standards beim Lungen-, Magen-, Pankreas- und kolorektalem Karzinom, München, Zuckschwerdt, 1995.
28 Atkin WS, Morson BC, Cuzick J: Long-term risk of colorectal cancer after excision of rectosigmoid adenomas. N Engl J Med 1992;326:658–662.
29 Simons BD, Morrison AS, Lev R, Verhoek-Oftedahl W: Relationship of polyps to cancer of the large intestine. J Natl Cancer Inst 1992;84:962–966.
30 Toribara NW, Sleisenger MH: Screening for colorectal cancer. New Engl J Med 1995;332:861–866.
31 Winawer SJ, Schottenfeld D, Flehinger BJ: Colorectal cancer sceening. J Natl Cancer Inst 1991;83:243–253.
32 Newcomb PA, Norfleet RG, Storer BE: Screening sigmoidoscopy and colorectal cancer mortality. J Natl Cancer Inst 1992;84:1572–1575.
33 Selby JV, Friedmann GD, Quesenberry CP, Weiss NL: A case-control study of screening sigmoidoscopy and mortality from colorectal cancer. New Engl J Med 1992;326:653–657.

Chirurgische Gastroenterologie
mit interdisziplinären Gesprächen

Originalarbeit · Original Paper

Chir Gastroenterol 1997;13:212–216

M. Sailer
K.-H. Fuchs
A. Thiede

Chirurgische Universitätsklinik Würzburg

Diagnose, Therapie und Prognose des Kolonkarzinomrezidivs

Schlüsselwörter
Kolonkarzinom: Rezidiv, Diagnostik, Therapie, Prognose

Zusammenfassung
Im Zeitraum von Oktober 1986 bis Dezember 1992 wurden an der Chirurgischen Universitätsklinik Würzburg 271 Patienten wegen eines Kolonkarzinoms primär operiert. Davon konnten 227 (84%) R0-reseziert werden. In der anschließenden Nachbeobachtungszeit bis einschließlich Dezember 1995 (minimaler Follow-up von 3 Jahren) erlitten 22 (9,7%) der R0-Resezierten ein Tumorrezidiv. Dabei handelte es sich in 6 Fällen (2,6%) um ein lokoregionäres Rezidiv, in 17 Fällen (7,5%) um Fernmetastasen (Leber: n = 10, Lunge: n = 5, sonstige: n = 2), wobei 1 Patient sowohl ein Lokalrezidiv als auch eine Leberfilialisierung aufwies. Im weiteren Verlauf konnten 7 Rezidivpatienten einer erneuten, potentiell kurativen Operation zugeführt werden, einer wurde palliativ reoperiert, die restlichen 14 Patienten wurden palliativ behandelt (davon 2 mit Chemotherapie). Insgesamt überlebten 3 Patienten tumorfrei. Die kumulativen 3- bzw. 5-Jahres-Überlebensraten nach Kaplan-Meier beliefen sich für die Rezidivpatienten auf 59,1 respektive 20,2%. Für die erneut R0-Resezierten war die mediane Überlebenszeit 31,6 (13,9–54,7) Monate. Diagnostik und Verlauf des Kolonkarzinomrezidivs werden dargestellt und diskutiert. Dabei zeigt sich, daß die derzeitigen Nachsorgeuntersuchungen nicht die erhoffte Sensitivität bezüglich einer Rezidivfrüherkennung aufweisen, was sich in der insgesamt schlechten Prognose für die Patienten widerspiegelt. Dennoch sollte eine erneute R0-Resektion beim Kolonkarzinomrezidiv angestrebt werden, da in Einzelfällen eine Heilung zu erwarten ist.

Key Words
Colonic carcinoma: recurrence, diagnosis, therapy, prognosis

Summary
In the Department of Surgery at the Würzburg University Hospital 271 patients with a colonic cancer underwent primary surgery in the period from 10/86 to 12/92. Of these 227 (84%) had curative (R0) resection. All patients were seen regularly until 12/95 ensuring a minimal follow-up period of 3 years. Tumour recurrence was diagnosed in 22 (9,7%) patients, of which 6 patients (2,6%) had a local recurrence and 17 (7,5%) distant metastases (liver: n = 10, lung: n = 5, other: n = 2) with a combination of both (local and distant spread) in one patient. On 7 of these patients further radical surgery with a curative intent was performed, one underwent a palliative procedure, and the remaining 14 patients were treated conservatively, 2 receiving chemotherapy. Altogether 3 patients survived free of disease for more than 5 years. The cumulative 3- and 5-years survival rates (Kaplan-Meier) were 59.1 and 20.2%, respectively. The median survial time for the patients undergoing curative re-operation was 31.6 (13.9–54.7) months in constrast to 14.8 months for patients treated conservatively. Diagnostics and therapeutic considerations of recurrent large bowel cancer are discussed. It is concluded that current follow-up strategies lack sufficient sensitivity with regard to early detection of recurrent cancer, which is mirrored in the poor overall prognosis for these patients. Nevertheless, radical re-operation should be aimed for in patients with a recurrent colonic carcinoma, as cure is possible in some cases.

Einleitung

Das zweithäufigste Malignom in Deutschland und in der westlichen Hemisphäre ist das kolorektale Karzinom. Trotz intensiver Bemühungen um Verbesserung und Etablierung multimodaler Therapiekonzepte kommt der chirurgischen Intervention weiterhin der wichtigste Stellenwert in der Behandlung des Dickdarmkrebs zu. Während die 5-Jahres-Überlebensrate für alle Patienten mit einem Kolonkarzinom in der deutschsprachigen Literatur zwischen 35,3 [1] und 45,7% [2] angegeben wird, ist die Prognose für Patienten, bei denen eine komplette Tumorentfernung (R0-Resektion) erreicht werden kann, zwischen 58,6 [2] und 80% [3] deutlich

KARGER

Fax (07 61) 4 52 07 14
http://www.karger.ch

Dr. Marco Sailer
Chirurgische Universitätsklinik Würzburg
Josef-Schneider-Straße 2
D-97080 Würzburg

Eingegangen:
01. Oktober 1996
Angenommen:
25. Oktober 1996

Tab. 1. Literaturübersicht über Rezidivfrequenz des Kolonkarzinoms nach R0-Resektion

Autor	Studienzeitraum	n	Rezidiv, %
Pihl et al. [8]	1950–1970	471	22,3
Malcolm et al. [9]	1960–1970	204	21,6
Phillips et al. [5]	1976–1980	1372	13,5
Willet et al. [10]	1970–1977	533	19,1
Russell et al. [11]	1960–1975	550	14,4
Singh et al. [7]	1980–1990	230	11,3
Eigene Ergebnisse	1986–1992	227	9,7

günstiger. Dieser Sachverhalt konnte in zahlreichen Studien [2, 4–7] aufgezeigt werden und verdeutlicht die Wichtigkeit einer primär korrekt durchgeführten sowie entsprechend radikalen Operation. Dennoch muß auch nach scheinbar kurativen Resektionen mit einem Rezidiv gerechnet werden. Die Literaturangaben schwanken hierbei zwischen 22,3% in älteren Publikationen [8] und 11,3% in einer neueren Studie [7] (Tab. 1). Die rechtzeitige Erkennung dieser Rezidive und die daraus resultierende Therapie muß nach wie vor als problematisch eingestuft werden, da eine erneute kurative Resektion nur in wenigen Fällen gelingt, mit entsprechenden Implikationen für die Langzeitprognose dieser Patienten. Die Diagnostik im Rahmen der routinemäßig durchgeführten Tumornachsorge und der weitere Verlauf nach Rezidiverkennung bei Patienten nach R0-Resektion eines Kolonmalignoms werden in der folgenden Studie dargestellt und diskutiert.

Patienten und Methoden

Im Zeitraum vom Oktober 1986 bis Dezember 1992 wurden an der Chirurgischen Universitätsklinik Würzburg 271 Patienten primär wegen eines Kolonkarzinoms operiert. Sämtliche tumorrelevanten prä-, intra- und postoperativen Daten wurden prospektiv im Rahmen der routinemäßig durchgeführten Dokumentation des Tumorzentrums Würzburg erfaßt. Alle Patienten wurden im weiteren Verlauf gemäß den etablierten bayerischen Tumornachsorgerichtlinien regelmäßig nachuntersucht. Dabei erfolgten in den ersten 2 Jahren nach der Primärtherapie vierteljährliche Kontrollen und anschließend halbjährliche Follow-up-Untersuchungen bis zum Abschluß nach 5 Jahren. Neben Anamneseerhebung, körperlicher Untersuchung, Bestimmung des Routinelabors sowie des Tumormarkers CEA wurden bei jeder Kontrolle eine Sonographie des Abdomens, in halbjährlichen Abständen eine Röntgenuntersuchung des Thorax, außerdem jährlich eine Computertomographie und eine Koloskopie durchgeführt. Bei Auffälligkeiten oder Symptomen waren zusätzliche Untersuchungen erforderlich. Sowohl die Primär- als auch die Nachsorgedaten wurden prospektiv auf gesonderten Dokumentationsbögen und mit einem computergestützten Datenverarbeitungsprogramm erfaßt. Analysiert wurden alle Patienten, die im Studienzeitraum primär operiert und bis einschließlich Dezember 1995 nachgesorgt worden waren, so daß eine Nachbeobachtungszeitraum von mindestens 3 Jahren gewährleistet war. Die Datenauswertung erfolgte mit einem individuell erstellten Softwareprogramm. Die 3- und 5-Jahresüberlebensraten nach Kaplan-Meier sowie die medianen Überlebenszeiten wurden berechnet.

Ergebnisse

Im angegebenen Studienzeitraum wurden insgesamt 454 Patienten wegen eines kolorektalen Karzinoms primär operiert. Davon litten 271 an einem Kolonmalignom und 183 an einem Rektumkarzinom. In diese Studie sollen nur Kolonkarzinome berücksichtigt werden.

Von den 271 Patienten konnten 227 (84%) primär in sano (R0) operiert werden, während bei den restlichen 44 (16%) nur eine palliative (R 1/2-Resektion oder rein palliativ, z.B. Anus-praeter-Anlage) Operation durchgeführt werden konnte. Das Alter bei Diagnosestellung betrug im Median 64,6 (29–92) Jahre, die Geschlechtsverteilung war 58 : 42 zugunsten der Männer. Von den 227 R0-Resezierten erlitten 22 Patienten (9,7%) ein Rezidiv. Dabei handelte es sich bei 2,6% (n = 6) um ein lokoregionäres Rezidiv und bei 7,5% (n = 17) um eine Fernmetastasierung, wobei 1 Patient sowohl ein Lokalrezidiv als auch eine Leberfilialisierung aufwies (Tab. 2). Tabelle 3 gibt eine Übersicht über die Primärtumor- und Rezidivlokalisation und Abbildung 1 über das primäre UICC-Stadium der Rezidivpatienten. Dabei wiesen 18% der Betroffenen Stadium I, 32% Stadium II und 45% Stadium III auf. Nur 1 Patient (5%) war initial im UICC-Stadium IV, konnte aber durch eine simultane Leberteilresektion in sano (R0) reseziert werden. Zwei Drittel aller Patienten erlitten ihr Rezidiv in den ersten 2 Jahren nach Primäroperation (Abb. 2).

Die auffälligen Untersuchungsergebnisse bzw. die Symptomatik (Beschwerden, z.B. Schmerzen, Gewichtsverlust etc.) im Rahmen der Tumornachsorge sind in Tabelle 4 aufgelistet. Dabei fällt auf, daß eine Symptomatik bzw. ein körperlicher Untersuchungsbefund bei allen Patienten mit einem Lokalrezidiv (n = 6) zu erheben war, während nur 20% der Kranken mit Leberfiliae bzw. 40% bei Lungenmetastasen über Beschwerden klagten. Bei den Fernmetasta-

Tab. 2. Rezidivmuster bei 22 Patienten (1 Patient mit Lokalrezidiv + Fernmetastase)

Rezidivart	n
Fernmetastasen	*17*
Leber	10
Lunge	5
Sonstige	2
Lokalrezidiv	*6*
Intraluminal	3
Extraluminal	3

Tab. 3. Anatomische Verteilung der Kolonkarzinome

Lokalisation	Primärtumor	Rezidiv
Sigma	138	16
Deszendens	8	1
Linke Flexur	8	–
Transversum	20	–
Rechte Flexur	21	2
Aszendens	36	2
Zökum	24	1
Ileozökal	1	–
Appendix	4	–
Multifokal	11	–
Gesamt	271	22

sen stand hingegen die apparative Diagnostik (Computertomographie, Sonographie, Röntgen-Thorax) im Vordergrund. Ein erhöhtes CEA war lediglich bei den Patienten mit Lebermetastasen (8/10) richtungsweisend, während nur einer von 6 Lokalrezidivpatienten und 2 von 5 Patienten mit Lungenbefunden einen erhöhten Wert boten. Das Routinelabor war lediglich bei einem Patienten mit Lebermetastasen auffällig (erhöhte Transaminasen) und somit zur Beurteilung eines Rezidivs nicht hilfreich. Alle 5 Patienten mit Lungenfiliae waren primär durch einen pathologischen Befund in der Lungenübersichtsaufnahme aufgefallen.

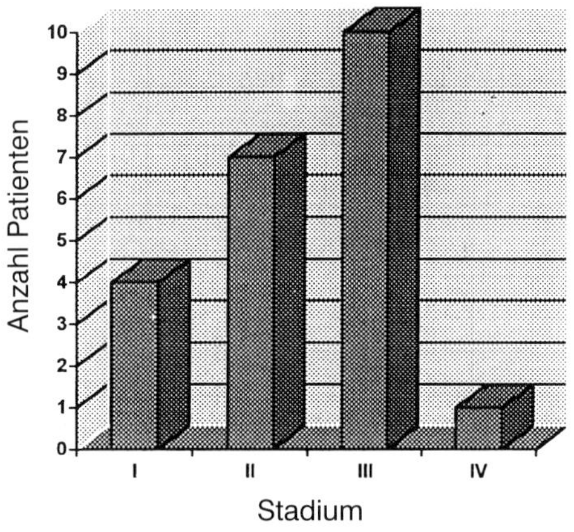

Abb. 1. UICC-Stadium der Rezidivpatienten (n = 22) bei Primärdiagnose.

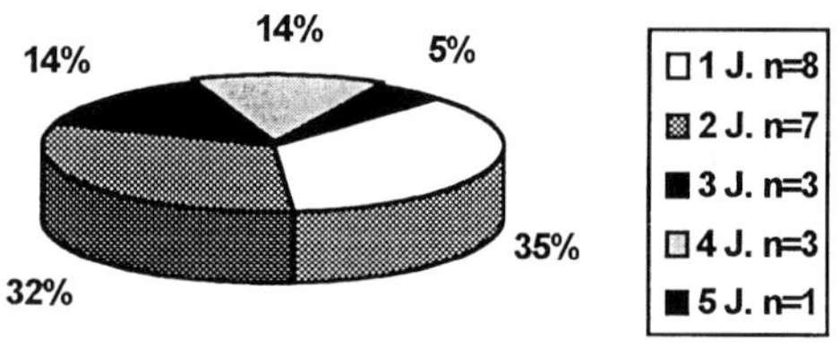

Abb. 2. Intervall zwischen Primärtherapie und Rezidiv (n = 22). J. = Jahre.

Tab. 4. Übersicht über die pathologischen Befunde bei der Tumornachsorge der 22 Patienten mit einem Kolonkarzinomrezidiv

Auffällige Untersuchungen	Lokalrezidiv (n = 6)	Leberfiliae (n = 10)	Lungenfiliae (n = 5)
Symptome	5	2	2
Körperliche Untersuchungen	1	0	0
Routinelabor	0	1	0
CEA	1	8	2
Endoskopie	3	–	–
Sonographie	1	8	–
Computertomographie	1	8	5
Röntgen-Thorax	–	–	5

Im Zuge weiterer Therapiemaßnahmen wurden 8 Patienten einer erneuten Operation unterzogen, wobei in 7 Fällen (32% aller Rezidivpatienten) eine R0-Situation erreicht werden konnte. Ein Patient wurde palliativ operiert (Tumordebulking und Anlage eines Anus praeter). Die restlichen 14 Patienten wurden konservativ behandelt, davon 2 mit Chemotherapie. Abbildung 3 zeigt den Verlauf aller 22 Rezidivpatienten. Insgesamt überlebten 3 Patienten (13,5%) tumorfrei. Dabei handelte es sich um je einen Patienten nach Leberteil- bzw. Lungenteilresektion und einem Patienten nach Chemotherapie. Kein Patient mit einem Lokalrezidiv lebte mehr als 2 Jahre nach Diagnosestellung.

Die kumulativen 3- bzw. 5-Jahres-Überlebensraten nach Kaplan-Meier ergaben 59,1 respektive 20,2% für alle Patienten mit einem Kolonkarzinomrezidiv. Die mediane Überlebenszeit für die Patienten, bei denen eine erneute R0-Resektion durchgeführt werden konnte, belief sich auf 31,6 (13,9–54,7) Monate. Der palliativ Operierte lebte weitere 13,9 Monate. Patienten ohne Reoperation wiesen eine mediane Überlebenszeit von 14,8 Monaten auf.

Diskussion

Das primäre Ziel bei der Behandlung des Kolonkarzinoms ist die komplette Tumorentfernung, da nur in diesen Fällen eine Aussicht auf Heilung besteht. Die hierbei erzielten R0-Resektionsraten werden in der Literatur mit 51–77% angegeben (Tab. 5). In unserem Patientengut konnte eine histologisch gesicherte R0-Resektionsrate von 84% erreicht werden. Während die sogenannten tumorassoziierten Prognosefaktoren wie UICC-Stadium und histologischer Nachweis von Tumorzellen in Lymphkapillaren (Lymphangiosis carcinomatosa) oder Blutgefäßen [12] und auch patientenassoziierte Faktoren, z. B. Elektiv- versus Notfalloperation [2, 5], seit längerem bekannt und allgemein akzeptiert werden, kommt dem ausführenden Chirurgen eine große Verantwortung bei der Primäroperation zu. Nach ersten Studien aus England [5, 13, 14] ist es in der deutschsprachigen Literatur der Verdienst der

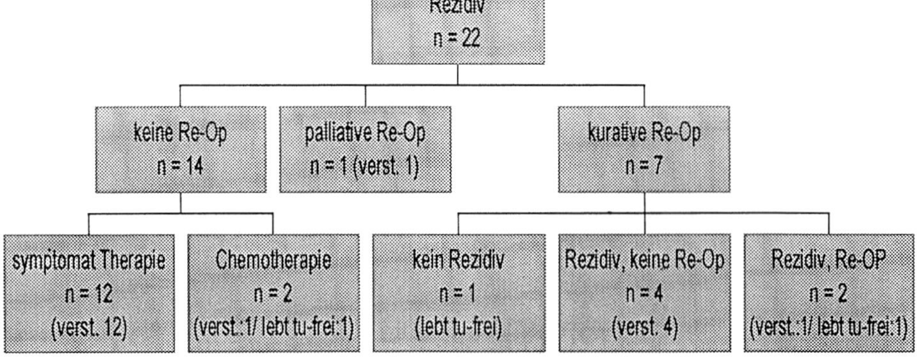

Abb. 3. Krankheitsverlauf bei den 22 Patienten mit einem Kolonkarzinomrezidiv. Verst. = verstorben; tu-frei = tumorfrei.

Tab. 5. Literaturübersicht über R0-Resektionsraten beim Kolonkarzinom

Autor	Studienzeitraum	n	R0-Resektionen	
			n	%
Siewert et al. [6]	1982–1994	642	474	74
Singh et al. [7]	1980–1990	304	230	76
Hermanek et al. (SGKRK) [2]	1984–1986	1157	890	77
Phillips et al. [5]	1976–1980	3435	2336	68
McArdle et al. [14]	1974–1979	411	211	51
Eigene Ergebnisse	1986–1992	271	227	84

Studiengruppe «Kolorektales Karzinom» (SGKRK), erstmals detailliert über dieses Phänomen zu berichten [2].

Gall und Hermanek [4] konnten anhand des Erlanger Patientenguts und dessen systematischer Aufarbeitung die Bedeutung der erweiterten Lymphknotendissektion und damit der onkologisch orientierten Operationsstrategien präzise erarbeiten. Dabei muß die Primärtumorlokalisation in bezug auf das Resektionsausmaß genau beachtet werden, da vor allem Malignome im Bereich der beiden Flexuren einen sogenannten bidirektionalen Metastasenweg aufweisen. Somit kann gefolgert werden, daß Lokalrezidive fast immer aufgrund ungenügender chirurgischer Radialität oder aber intraoperativer Tumorzelldissemination, z. B. bei Tumorperforation, entstehen. Siewert et al. [6] stellten in ihrem Krankengut von 365 Patienten eine Lokalrezidivrate von 5,2% fest und wiesen darauf hin, daß vor allem das intraluminale Rezidiv grundsätzlich vermeidbar ist, da beim Dickdarm (das Rektum ausgenommen) in der Regel immer ein ausreichendes orales und aborales Resektionsausmaß erreicht werden kann. Das extraluminale Lokalrezidiv setzt hingegen auch ein radikales Vorgehen im Bereich der Lymphabflußgebiete und des Tumorbetts (sogenannte dritte Dimension) voraus. In der SGKRK-Studie, die insgesamt 890 R0-Resektionen in 7 verschiedenen Kliniken untersuchte, zeigte sich eine Schwankungsbreite von 4–24% bezüglich lokoregionärer Rezidive, was die Einflußgröße Institution bzw. Chirurg nochmals in aller Deutlichkeit demonstriert. Wir beobachteten 6 Lokalrezidive innerhalb der Gruppe der primär R0-Resezierten (n = 227), was einer Frequenz von 2,6% entspricht.

Die gesamte Rezidivhäufigkeit, also Fernmetastasierung und lokaler Rückfall, wird in der Literatur sehr uneinheitlich angegeben. Die Ergebnisse schwanken zwischen 11,3 und 22,3% (Tab. 1), wobei eindeutig ein historischer Trend mit besseren Werten in den jüngeren Publikationen nachvollzogen werden kann, sicherlich als Hinweis für die zunehmende Akzeptanz und Verbreitung der onkologischen Operationstechniken in den letzten Dekaden. Das Zeitintervall zwischen Operation und Rezidivdiagnose wird in der Literatur einheitlich angegeben und deckt sich mit unserer Erfahrung, daß sich gut $^2/_3$ aller Rückfälle innerhalb der ersten 2 Jahre manifestieren.

Daß Tumornachsorgeprogramme nicht die in sie gesetzten Hoffnungen erfüllt haben, konnte in zahlreichen, teils randomisierten Studien gezeigt werden [15–18]. Auch in Deutschland wurden diesbezüglich Korrekturen vorgenommen, und weitere Änderungen sind nach Gewinnung neuer Erkenntnisse und Analysen der bisherigen Datenbanken zu erwarten. Nicht zuletzt aus ökonomischen Gründen muß eine kritische Bestandsaufnahme der praktizierten Nachsorgeuntersuchungen erfolgen. Andererseits kann die Prognose für Patienten, die einen Tumorrückfall erleiden, nur durch eine möglichst frühzeitige Diagnose und entsprechende Therapie (erneute Resektion mit kurativer Intention) verbessert werden. Anhand unserer Daten bestätigt sich der Verdacht, daß z. B. der Bestimmung von Routinelaborparametern und auch des CEA kein diagnostischer Stellenwert zugewiesen werden kann. Auch die Sensitivität der apparativen Diagnostik bezüglich einer Rezidivfrüherkennung muß als äußerst gering angesehen werden, wenn man die Krankheitsverläufe aller Rezidivpatienten berücksichtigt (Abb. 3). Dabei ist enttäuschend, daß trotz regelmäßigem Follow-up die meisten Patienten nach Rezidivdiagnosestellung nicht mehr in sano reoperiert werden können. Unsere R0-Resektionsrate betrug hier 32% und deckt sich mit den Angaben von Siewert et al. [6]. Dennoch profitieren dauerhaft letztendlich nur sehr wenige Patienten von einer erneuten Operation. Während die Arbeitsgruppe um Siewert für diese Patientengruppe eine mediane Überlebenszeit von 44,3 Monaten angibt, konnten für unser Kollektiv nur 31,6 Monate erreicht werden. Insgesamt lebten lediglich 3 unserer Rezidivpatienten (13,5%) nach entsprechender Therapie mehr als 5 Jahre tumorfrei. Hierbei muß jedoch festgestellt werden, daß alle 3 durch Routineuntersuchungen und nicht aufgrund von Symptomen, etwa Schmerzen oder Gewichtsverlust, aufgefallen waren. Daher kann postuliert werden, daß möglicherweise symptomatische Patienten so gut wie keine Aussichten auf erneute Kuration haben, eine Beobachtung die auch von anderen Autoren berichtet wird [10].

Ob multimodale Therapieansätze eine Prognoseverbesserung beim Kolonkarzinomrezidiv bewirken können, kann derzeit nicht abschließend beurteilt werden, da zu dieser Indikationsstellung noch keine verbindlichen Empfehlungen vorliegen (im Gegensatz zur adjuvanten Therapie bei Primärdiagnose). Die verschiedenen Chemotherapeutika und Formen der Applikation [19] können zum jetzigen Zeitpunkt allenfalls als palliativ eingestuft werden, wobei interessanterweise einer unserer Patienten mit einer zentralen Lebermetastase 6 Monate nach rechtsseitiger Hemikolektomie wegen eines Zökumkarzinoms T2N1G3 unter Zytostase eine komplette Remission zeigte und bereits 5 Jahre tumorfrei lebt.

Zusammenfassend kann gesagt werden, daß eine radikale Primärresektion nach onkologisch-chirurgischen Gesichtspunkten die größte Aussicht auf eine dauerhafte Heilung bietet. Dennoch muß bei etwa 10–15% der primär R0-Resizierten mit einem Rezidiv gerechnet werden, wobei das lokoregionäre Rezidiv in der Regel Ausdruck einer ungenügenden Operationstechnik ist und daher am ehesten vermeidbar ist. Fernmetastasen sind hingegen als tumorbedingt anzusehen. Die derzeitigen Nachsorgeschemata erreichen nicht die erhoffte Sensitivität bezüglich der Rezidivfrüherkennung, was sich in der allgemein schlechten Prognose für diese Patienten widerspiegelt. Dennoch sollte eine erneute R0-Resektion angestrebt werden, da einzelne Heilverläufe zu erwarten sind. Das Ziel weiterer Bemühungen muß eine intensive Suche nach einer Optimierung der Rezidivfrüherkennung sein, damit die kurative Reinterventionsrate verbessert werden kann.

Literatur

1 Dhom G, Kaatsch P, Kolles H, Michaelis J: Erkrankungshäufigkeit und Überlebenschancen bei Krebs: Ergebnisse des Saarländischen Krebsregisters und des bundesweiten Registers für bösartige Erkrankungen im Kindesalter. Baden-Baden, Nomos, 1991.

2 Hermanek P jr, Wiebelt H, Riedl St, Staimmer D, Hermanek P und die Studiengruppe Kolorektales Karzinom (SGKRK): Langzeitergebnisse der chirurgischen Therapie des Coloncarcinoms. Chirurg 1994;65:287–297.

3 Minsky BD, Mies C, Rich TA, Recht A, Chaffey JT: Potentially curative surgery of colon cancer: Patterns of failure and surival. J Clin Oncol 1988;6:106.

4 Gall FP, Hermanek P: Die erweiterte Lymphknotendissektion beim Magen- und colorectalen Carcinom – Nutzen und Risiken. Chirurg 1988; 59:202–210.

5 Phillips RK, Hittinger R, Blesovsky L, Fry JS, Fielding LP: Local recurrence following 'curative' surgery for large bowel cancer: I. The overall picture. Br J Surg 1990;77:12–16.

6 Siewert R, Huber FT, Sendler A, Fink U: Abdominelle Rezidive nach Eingriffen am Intestinum. Chirurg 1995;66:941–948.

7 Singh S, Morgan MBF, Broughton M, Caffarey S, Topham C, Marks CG: A 10-year prospective audit of outcome of surgical treatment for colorectal carcinoma. Br J Surg 1995;82:1486–1490.

8 Pihl E, Hughes ESR, McDermott FT, Milne BJ, Price AB: Disease-free survival and recurrence after resection of colorectal carcinoma. J Surg Oncol 1981;16:333–341.

9 Malcolm AW, Perencevich NP, Olson RM, Hanley JA, Chaffey JT, Wilson RE: Analysis of recurrence patterns following curative resection for carcinoma of the colon and rectum. Surg Gynecol Obstet 1981;152:131–136.

10 Willet CG, Tepper JE, Cohen AM, Orlow E, Welch CE: Failure patterns following curative resection of colonic carcinoma. Ann Surg 1984;200:685–690.

11 Russel AH, Tong D, Dawson LE, Wisbeck W: Adenocarcinoma of the proximal colon. Sites of initial dissemination and patterns of recurrence following surgery alone. Cancer 1984;53:360–367.

12 Jass JR, Atkin WS, Cuzick J: The grading of rectal cancer: Historical perspectives and multivariate analysis of 447 cases. Histopathology 1986;10:437–459.

13 Fielding LP: Surgeon-related variability in the outcome of cancer surgery. J Clin Gastroenterol 1988;10:130–132.

14 McArdle CS, Hole D, Hansell D, Blumgart LH, Woods CB: Prospective study of colorectal cancer in the West of Scotland: 10-year follow-up. Br J Surg 1990;77:280–282.

15 Böhm B, Schwenk W, Hucke HP, Stock W: Does methodic long-term follow-up affect survival after curative resection of colorectal carcinoma? Dis Colon Rectum 1993;36:280–286.

16 Ohlsson B, Breland U, Ekberg H, Graffner H, Tranberg F: Follow-up after curative surgery for colorectal carcinoma – randomized comparison with no follow-up. Dis Colon Rectum 1995;38:619–626.

17 Safi F, Beger HG: Ist die Tumornachsorge beim kolorektalen Karzinom sinnvoll? DMW 1991; 116:1001–1007.

18 Zieren HU, Müller JM: Nachsorge beim gastrointestinalen Malignom – eine Bewertung von Kosten und Nutzen. Zentralbl Chir 1996;212:167–176.

19 Vauthey JN, Marsh RW, Cendan JC, Chu NM, Copeland EM: Arterial therapy of hepatic colorectal metastases. Br J Surg 1996;83:447–455.

Chirurgische Gastroenterologie
mit interdisziplinären Gesprächen

Originalarbeit · Original Paper

Chir Gastroenterol 1997;13:218–221

E. Sümmermann[a]
G. Rohr[b]
A. Heinz[b]
R. Berndt[c]
H. Bindewald[a]

Chirurgische Intervention beim viszeral metastasierenden Melanom

[a] Chirurgische Klinik I, Stadtkrankenhaus Worms
[b] IV. Medizinische Klinik, Klinikum Mannheim
[c] Pathologisches Institut, Stadtkrankenhaus Worms

Schlüsselwörter
Malignes Melanom: viszerale Metastasierung, Indikation zur chirurgischen Therapie

Zusammenfassung
Bei einem 48jährigen Patienten wurde 1991 ein malignes noduläres Melanom (pT3, Nx, Mx; Clark-Level IV) am lateralen Fußrand exstirpiert und nachexzidiert. Nachdem eine Nachsorgebetreuung zunächst abgelehnt worden war, stellte der Patient sich $2^1/_2$ Jahre später mit rezidivierenden Oberbauchschmerzen, Übelkeit, Erbrechen und Gewichtsverlust vor. Bei zunehmender Symptomatik wurde eine solitäre Hirnmetastase diagnostiziert und exstirpiert. Nachfolgend entwickelte sich das Bild eines Dünndarmileus. Dünndarmteilresektionen und eine Cholezystektomie wurden durchgeführt. Bei der histologischen Aufarbeitung zeigten sich Dünndarmmetastasen und eine sonographisch nicht erfaßte Gallenblasenmetastase des malignen Melanoms. Der postoperative Verlauf war komplikationslos. Ein halbes Jahr später wurde erneut eine klinisch asymptomatische Hirnmetastase diagnostiziert, woraufhin eine Radiochemotherapie begonnen wurde. Der Patient verstarb 6 Monate später, knapp $3^1/_2$ Jahre nach Exzision des Primärtumors.

Key Words
Malignant melanoma: visceral metastases, indication for surgical treatment

Summary
A case of malignant nodular melanoma (MM), metastatic to the small intestine and the gallbladder, is reported. A 48-year-old male patient underwent excision of the primary tumor (pT3, Nx, Mx; Clark-Level IV) at the lateral foot in 1991. He refused aftercare examinations. After readmission $2^1/_2$ years later, he presented with recurrent abdominal pain, nausea, vomiting, and weight loss. Symptoms increased, and in the brain a solitary metastasis was detected and excised. In the following, there was an ileus of the small intestine. Resections of parts of the small intestine and a cholecystectomy were performed. On histologic examination there were metastases of the MM in the small intestine and in the gallbladder, which had not been detected by ultrasound. The postoperative period was without any complications. Half a year later, once more metastasis of the brain without clinical symptoms was detected, and a combined radiochemotherapy was started. The patient died 6 months later, nearly $3^1/_2$ years after excision of the primary tumor.

Fallbeschreibung

Anfang 1991 wurde bei dem damals 48jährigen Patienten ein malignes Melanom (MM) am lateralen linken Fuß exzidiert. Histologisch handelte es sich um ein noduläres MM (pT3, Nx, Mx; Clark-Level IV) mit einem Durchmesser von etwa 0,5 cm und einer Eindringtiefe von 2,8 cm. Obgleich die Resektionsränder sowohl zur Seite als auch in die Tiefe primär frei waren, wurde eine Nachresektion durchgeführt. Eine Nachsorgebetreuung lehnte der Patient zum damaligen Zeitpunkt ab.

Zwei Jahre später traten eine zunehmende Schwäche, rezidivierende Schmerzen im Oberbauch und Epigastrium sowie rezidivierendes Erbrechen auf. Diese Symptomatik wurde hausärztlicherseits nach einer Ösophagogastroduodenoskopie auf ein Ulcus ventriculi zurückgeführt. Ein im August 1993 angefertigtes Oberbauchcomputertomogramm war unauffällig.

Drei Monate später, d. h. etwa $2^1/_2$ Jahre nach Exzision des Primärtumors, wurde der Patient wegen erneut auftretenden rezidivierenden Erbrechens stationär aufgenommen. Der körperliche Untersuchungsbefund war unauffällig. Es lag ein Gewichtsverlust von 5 kg in den letzten 6 Monaten vor; das Körpergewicht betrug jetzt 67 kg bei 163 cm Körpergröße. Laborchemisch auffällige Untersuchungsbefunde waren: leicht beschleunigte Blutsenkungsgeschwindigkeit mit 28/62 mm n. W., Hämoglobin 8,6 g/dl, Leukozyten $13{,}9 \times 10^9$/l, Thrombozyten 650×10^9/l, Eisen und Ferritin pathologisch erniedrigt.

Im Ultraschall des Abdomens fanden sich bei normaler Gallenblasenkonfiguration 2 Gallensteine. Bei der Gastroskopie zeigte sich eine diskrete Antrum- und Korpusgastritis, bei der Rektoskopie eine ausgeprägte Analstenose.

Im Kernspintomogramm des Schädels stellte sich eine intrakraniell supratentoriell rechts paramedian gelegene 3 cm große kontrastmittelanreichernde Raumforderung mit perifokalem Ödem dar, die zu einer Kon-

KARGER

Fax (07 61) 4 52 07 14
http://www.karger.ch

Dr. E. Sümmermann
Chirurgische Klinik I
Stadtkrankenhaus Worms
Gabriel-von-Seidl-Straße 81
D-67550 Worms

Eingegangen:
09. Juli 1996
Angenommen:
23. Dezember 1996

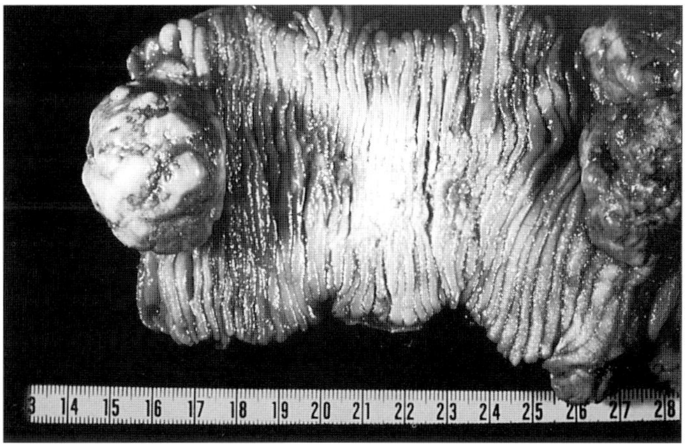

Abb. 1. Operationspräparat eines malignen Melanoms – Dünndarmmetastasen

turimpression der Seitenventrikel führte. Diese wurde als solitäre Hirnmetastase gedeutet und als Ursache für das rezidivierende Erbrechen gesehen. Sie wurde im November 1993 exstirpiert. Histologisch fand sich eine Metastase des pigmentierten MM.
Die Untersuchungsbefunde von EKG, Röntgen-Thorax, Tumormarkern wie CEA, CA 19-9 und Alpha-1-Fetoprotein, Antikörpertiter, Beckenkammstanze, endoskopischer retrograder Cholangiopankreatographie (ERCP), Knochenszintigraphie und Computertomographie des Abdomens waren unauffällig.
Es bestanden jedoch weiter Oberbauchschmerzen, und es entwickelte sich ein mechanischer Dünndarmileus, so daß eine Laparatomie durchgeführt wurde. Intraoperativ zeigten sich 2 je 10 cm lange Invaginationen im Jejunum mit je 2 Metastasen des MM (etwa 3×2×2 cm) sowie 2 weitere kürzere Invaginationen des Ileums mit Tumorknoten (Abb. 1). Neben der Resektion von 3 Dünndarmteilstücken (längstes 14 cm) wurde auf ausdrücklichen Wunsch des Patienten eine Cholezystektomie durchgeführt. In der makroskopisch unauffälligen Gallenblase fanden sich 3 kleine Konkremente. Der postoperative Verlauf war komplikationslos, die Entlassung erfolgte am 9. postoperativen Tag.
Histologisch handelte es sich um Dünndarmmetastasen des MM, die im Gesunden reseziert wurden. Zusätzlich zeigte sich in der Gallenblase eine etwa 0,5 cm große Metastase. Die untersuchten Lymphknoten waren tumorfrei.
Bei der Nachsorgeuntersuchung nach einem halben Jahr zeigte sich erneut eine klinisch asymptomatische Hirnmetastase. Es wurde eine kombinierte Radiochemotherapie begonnen. Der Patient verstarb im Juni 1994.

Metastasierungsmuster, Metastasierung im Gastrointestinaltrakt

Die klinische Bedeutung des MM nimmt bei steigender Inzidenz und Letalität der Erkrankung ständig zu [1, 2]. Ihr Verlauf ist nicht vorhersagbar. Bis heute existiert kein verläßliches Schema, anhand dessen sich das Metastasierungsverhalten eines MM beurteilen läßt. Dieses scheint von vielen verschiedenen Faktoren abhängig zu sein. Eine wichtige Rolle spielt die Histologie: Noduläre MM weisen am häufigsten Fernmetastasen auf. Entscheidend sind auch die Lokalisation des MM, das Geschlecht, das Manifestationsalter und die Tumordicke [3–6]. Tritt eine breitgefächerte homotrope Fernmetastasierung im entfernten Subkutangewebe und in Lymphknoten auf, ist mit okkulten Fernmetastasen zu rechnen.
Immer wieder werden Fälle von Spätmetastasierungen berichtet. Auch wenn über 50% der Tumorprogression in den ersten 5 Jahren auftreten, sollte die Nachbeobachtungszeit bei Patienten mit MM mindestens 10 Jahre betragen [5, 7].
Kommt es zu einer gastrointestinalen Metastasierung, können je nach der Lokalisation unterschiedlichste, teilweise auch recht unspezifische Symptome bzw. Krankheitsbilder wie abdominale Schmerzen, Übelkeit, Erbrechen, Blutungen, Invagination, Ileus, Perforationen, Pankreasinsuffizienz, chronische Cholezystitis oder Leberversagen auftreten; oft ist der Verlauf jedoch auch asymptomatisch.
Wichtig ist es, beim Auftreten gastrointestinaler Symptome bei Patienten mit einem MM an eine Metastasierung zu denken, auch wenn es nicht immer gelingt, die Metastasen darzustellen. Ein relativ häufiges Indiz ist das Vorliegen einer Anämie [8].
Übelkeit und rezidivierendes Erbrechen können allerdings, wie in dem vorgestellten Fall, sowohl durch mechanische Verlegung im Gastrointestinaltrakt als auch durch Hirnmetastasen hervorgerufen werden.
Mögliche Lokalisationen der viszeralen Metastasierung sind vor allem der Dünndarm, die Gallenblase und die extrahepatischen Gallenwege, aber auch das Kolon, der Magen, der Ösophagus und das Mesenterium [9, 10]. Über die Häufigkeit der viszeralen Metastasierung des MM in den Gastrointestinaltrakt liegen diskrepante Studienergebnisse vor: Eine viszerale Metastasierung eines MM tritt sehr viel häufiger auf, als sie zu Lebzeiten diagnostiziert wurde. Klaase und Kroon [11] berichteten über eine post mortem gefundene gastrointestinale Metastasierungsrate von 60% bei 835 Patienten. Die Rate der zu Lebzeiten diagnostizierten Metastasen lag bei nur bei 4%. Bei der Hälfte handelte es sich um viszerale Metastasen, wobei nur in einem Fall eine Gallenblasenmetastase diagnostiziert wurde. Vergleichbare Ergebnisse fanden auch Blessing et al. [12]. Dagegen beschrieben DasGupta und Brasfield [13] eine Inzidenz von 15% Gallenblasenmetastasen beim metastasierenden MM bei 125 Autopsiefällen, und Meyer [14] fand eine Inzidenz von 20% bei 74 Autopsiefällen. McFadden et al. [15] berichteten, daß etwa 60% aller Gallenblasenmetastasen Melanommetastasen sind und daß der Befall der extrahepatischen Gallenwege äußerst selten ist [15]. O'Connell et al. [9] sowie Murphy et al. [16] bestätigten eine hohe gastrointestinale Metastasierungsrate bei MM, allerdings sind MM-Metastasen der extrahepatischen Gallenwege eine extreme Rarität. Ein solcher Fall – mit ähnlicher Inzidenzrate – wurde 1991 von Deugnier et al. berichtet [17].
Vom viszeral metastasierenden MM muß man seltene Fälle eines primär viszeral lokalisierten MM abgrenzen [18, 19]. Wenige Fälle eines primären MM der Gallenblase oder der extrahepatischen Gallenwege wurden beschrieben, wobei aus klinischer Sicht diese Unterscheidung akademisch bleibt [18, 20].

Stadieneinteilung und prognostische Einschätzung

Die Prognose eines MM mit viszeraler Metastasierung ist prinzipiell als infaust zu betrachten [4, 21]; sie wird jedoch von vielen

Faktoren, wie z. B. der Zahl und der Lokalisation der Fernmetastasen, beeinflußt. Der statistisch schlechteren Prognose bei viszeraler Metastasierung des MM gegenüber Lymphknoten- oder kutaner bzw. subkutaner Metastasierung [22, 23] wird in der neuen TNM-Klassifikation Rechnung getragen [24].
Neben der TNM-Klassifikation gibt es noch weitere Schemata. Eine derzeit gängige Methode ist die des American Joint Committee on Cancer (AJCC), die die TNM-Klassifikation mit den prognostischen Informationen der Clark-Breslow-Einteilung verbindet [25]. Für die Festlegung einer Therapiestrategie ist die Beurteilung des Tumorstadiums auf der Basis einer Stadieneinteilung unerläßlich. Dennoch sollten aufgrund der großen individuellen Unterschiede im Krankheitsverlauf eines MM bei jeder Festlegung therapeutischer Maßnahmen der Allgemeinzustand des Patienten und die im Einzelfall zu erreichende Verbesserung der Lebensqualität mit berücksichtigt werden, auch wenn die Gesamtüberlebenszeit dadurch nicht immer beeinflußt wird.

Therapeutische Konsequenzen bei viszeralen Metastasen

Beim Auftreten viszeraler Metastasen gibt es keine allgemeinen Therapieempfehlungen. Die therapeutischen Interventionen müssen sich am jeweiligen Beschwerdebild orientieren. Bei symptomatischen Metastasen bedeutet eine Operation die schnellste und wirksamste Palliation. Häufigste Indikationen sind gastrointestinale Blutungen, Invaginationen oder mechanische intestinale Obstruktionen [8, 13, 26]. Bei asymptomatischen Metastasen ist die Indikation strenger zu stellen. Die Entscheidung, chirurgisch zu intervenieren, hängt unter anderem vom Allgemeinzustand und der Motivation des Patienten sowie vom Ausmaß und der Lokalisation der Metastasierung ab. Zu beachten ist, daß aufgrund der bisherigen Datenlage eine signifikante Verlängerung der Überlebenszeit durch eine chirurgische Intervention bei Fernmetastasierung nicht nachgewiesen ist. Andererseits sind gerade bei Patienten mit viszeralen MM-Metastasen in Einzelfällen Langzeitüberlebensraten beschrieben worden, so daß vor jeder chirurgischen Intervention im Einzelfall unbedingt ihr Nutzen abgewogen werden muß [26]. In jedem Fall sollte ein wenig belastender Eingriff erfolgen, und die notwendigen Krankenhausaufenthalte sind möglichst kurz zu halten.
Neben der chirurgischen Intervention haben adjuvante Therapieverfahren bei der Behandlung des Melanoms einen festen Platz. Auch wenn in den letzten Jahren erhebliche Fortschritte erzielt werden konnten, bleiben sie jedoch oft hinter den Erwartungen zurück. Wichtig ist eine sorgfältige Indikationsstellung zum Einsatz der verschiedenen Verfahren. Es muß klar definiert werden, ob es sich um eine kurative, adjuvante oder palliative Therapie handeln soll. Der Einsatz zahlreicher Therapieschemata ist jedoch auch weiterhin an die Durchführung im Rahmen klinischer Studien gebunden [23].
Inwieweit das chirurgische Vorgehen (Sicherheitsabstand zu den Seiten und in die Tiefe) bei der Exstirpation des Primärtumors und die elektive Lymphknotenausräumung signifikanten Einfluß auf das weitere Krankheitsgeschehen haben, wird immer wieder kontrovers diskutiert, und es können auch heute keine eindeutigen Empfehlungen gegeben werden [22, 27].

Überlebenszeit

Es gibt nur wenige verläßliche Studien zur Überlebensrate bei gastrointestinaler Metastasierung des MM.
Reintgen et al. berichteten, daß 99% der Patienten mit unbehandelten viszeralen Metastasen innerhalb eines Jahres versterben, dennoch wurde auch von langzeitüberlebenden Patienten bei viszeraler Metastasierung eines MM berichtet [7, 21]. Die Ursachen, weshalb einzelne Patienten eine deutlich längere Überlebenszeit haben, sind nicht geklärt. Neben der primären Tumordicke und der Lokalisation wird von einigen Autoren den gonadotropen Hormonen ein prognostischer Wert zugeschrieben [29, 30].
In einer der wenigen Studien, in denen die Überlebenszeit von Patienten mit viszeralen MM-Metastasen mit und ohne chirurgische Intervention gegenübergestellt wurde, zeigte sich, daß 13 Patienten mit symptomatischen intestinalen Metastasen postoperativ eine mittlere Überlebenszeit von $4^1/_2$ Monaten hatten (2 von diesen überlebten jedoch mindestens 3 Jahre), die nichtoperierten Patienten hatten eine mittlere Überlebenszeit von 2 Monaten [8]. Overett und Shiu [6] beschrieben in einer retrospektiven Studie mit 143 Patienten 5-Jahres-Überlebenszeiten nach chirurgischer Intervention von 33% bei Einzelfernmetastasen und von 9% bei multipler Fernmetastasierung. Ähnliche Zeiten ergeben sich auch, wenn man nur die extrahepatischen abdominalen Metastasen betrachtet. Die operative Mortalitätsrate lag bei 1,4% [6].
Oberstes Ziel aller therapeutischen Maßnahmen muß es sein, eine für die verbleibende Lebenszeit möglichst hohe Lebensqualität zu erhalten oder wieder herzustellen.

Literatur

1 Hölzel D, Bruckmayer G, Landthaler M, Sigl I, et al: Inzidenz des malignen Melanoms in München. Münch Med Wochenschr 1989;131:845–848.
2 Grin-Jorgensen CM, Rigel DS, Friedman RJ: The worldwide incidence of malignant melanoma; in Balch CM, et al (eds): Cutaneous Melanoma; 2nd ed. Philadelphia, Lippincott, 1992, 27 pp.
3 Stolz W, Landthaler M: Klassifikation, Diagnostik und Differentialdiagnostik des malignen Melanoms. Chirurg 1994;64:145–152.
4 Balch CM: Therapie des malignen Melanoms. Dtsch Med Wochenschr 1985;110:1786–1789.
5 Landthaler M, Braun-Falco O, Schlamminger F, Schubert-Fritschle G: Späte Metastasierung bei malignem Melanom der Haut. Dtsch Med Wochenschr 1989;114:1149–1152.
6 Overett TK, Shiu MH: Surgical treatment of distant metastatic melanoma. Cancer 1985;56:1222–1230.
7 Gawenda M, Franzen G, Lorenzen J, Müller U: Gehirn- und Gallenblasen-Metastasen 10 Jahre nach lokaler Exzision eines kutanen malignen Melanoms. Dtsch Med Wochenschr 1995;20:289–292.
8 Goodman PL, Karakousis CP: Symptomatic gastrointestinal metastases from malignant melanoma. Cancer 1981;48:1058–1059.
9 O'Connell JB, Whittemore DM, Russell JC, et al: Malignant melanoma metastatic to the cystic and common bile ducts. Cancer 1984;531: 184–186.
10 Mills SE, Cooper PH: Malignant melanoma of the digestive system. Pathol Annu 1983;18:1–26.
11 Klaase JM, Kroon BBR: Surgery for melanoma metastatic to the gastrointestinal tract. Br J Surg 1990;77:60–61.
12 Blessing K, Park K, McLaren K, Eremin O: Gastrointestinal involvement with metastatic melanoma: Clinical and pathological features. J R Coll Surg Edinb 1986;5:293–295.
13 DasGupta TK, Brasfield RD: Metastatic melanoma of the gastrointestinal tract. Arch Surg 1964;88:969–973.
14 Meyer JE: Radiographic evaluation of metastatic melanoma. Cancer 1978;42:127–131.
15 McFadden PM, Krementz ET, McKinnon WM, Pararo LL, Ryan RF: Metastatic melanoma of the gallbladder. Cancer 1979;44:1802–1805.
16 Murphy MN, Lorimer SM, Glennon PE: Metastatic melanoma of the gallbladder: A case report and review of the literature. J Surg Oncol 1987;34:68–72.
17 Deugnier Y, Turlin B, Léhry D, Pennarun JR, Verger P, Launois B, Ramee MP: Malignant melanoma of the hepatic and common bile ducts. A case report and review of the literature. Arch Pathol Lab Med 1991;115:915–917.
18 Heath DJ, Womack C: Primary malignant melanoma of the gallbladder. J Clin Pathol 1988; 41:1073–1077.
19 Kadivar TF, Vanek VW, Krishnan EU: Primary malignant melanoma of the small bowel. Am Surg 1992;58:418–422.
20 Carstens PHB, Ghazi C, Carnighan RH, Brewer MS: Primary malignant melanoma of the common bile duct. Hum Pathol 1986;17:1282–1285.
21 Krause U, Eigler FW: Langzeitüberleben bei viszeraler Metastasierung eines malignen Melanoms – case report. Tumordiagn Ther 1990; 11:185–188.
22 Braun-Falco O, Landthaler M, Hölzel D, Konz B, Schmoeckel C: Therapie und Prognose maligner Melanome der Haut. Dtsch Med Wochenschr 1986;111:1750–1756.
23 Tilgen W: Adjuvante und palliative Therapie des Melanoms. Chirurg 1994;65:153–163.
24 Hermanek P, Scheibe O, Spiessl B, Wagner G: TNM-Klassifikation maligner Tumoren. Berlin, Springer, 1992, pp 103–106.
25 Karakousis CP: Die stadienorientierte chirurgische Resektion beim malignen Melanom. Chirurg 1994;65:164–174.
26 Krause U, Psathakis D, Assenmacher S, Erhard J: Zur Operationsindikation beim metastasierenden malignen Melanom. Tumordiagn Ther 1993;14:138–142.
27 Kerl H, Soyer HP, Sterry W: Therapie des malignen Melanoms. Dtsch Med Wochenschr 1992;17:2636–2643.
28 Reintgen DS, Thompson W, Garbutt J, Seigler HF: Radiologic, endoscopic and surgical considerations of malignant melanoma metastatic to the small intestine. Surgery 1984;5: 635–639.
29 Levy E, Silverman MK, Vossaert KA, Kopf AW, Bart RS, Golomb FM, Levenstein MJ: Late recurrence of malignant melanoma. Melanoma Res 1991;1:63.
30 Briele HA, Beattie CW, Ronan SG, Chaudhuri PK, DasGupta TK: Late recurrence of cutaneous melanoma. Arch Surg 1983;118:800.

Chirurgische Gastroenterologie
mit interdisziplinären Gesprächen

Originalarbeit · Original Paper

Chir Gastroenterol 1997;13:222–226

M. U. Adamek[a]
H. E. Adamek[b]
C. A. Benz[b]
D. Schilling[b]
J. F. Riemann[b]

[a] Innere Medizin, Vinzentius-Krankenhaus, Landau
[b] Medizinische Klinik C, Klinikum der Stadt Ludwigshafen gGmbH

Intrahepatische Tonnenkonkremente: Stellenwert der perkutanen Cholangioskopie in Diagnostik und Therapie anhand einer Kasuistik

Schlüsselwörter
Hepatikolithiasis · Cholangioskopie · PTCD · ESWL · EHL

Zusammenfassung
Operative und konservative Verfahren konkurrieren in der Therapie intrahepatischer Gallengangsteine miteinander, wobei sich die konservative Vorgehensweise noch im Stadium der klinischen Erprobung befindet. Diese Optionen beinhalten die extrakorporale Stoßwellenlithotripsie (ESWL), die intraduktale elektrohydraulische Lithotripsie (EHL) sowie die Laserlithotripsie (LISL), entweder über den transpapillären oder einen transhepatischen Zugang (PTCD). Wir berichten über eine erfolgreich endoskopisch therapierte 70jährige Patientin mit Tonnenkonkrementen im linksseitigen Gallenwegsystem bei Zustand nach Cholezystektomie. Dieses Therapieregime war für die Patientin wenig belastend und entbehrte die Risiken einer operativen Sanierung mit Hemihepatektomie. Während des Eingriffs konnte mittels Cholangioskopie die Benignität einer gleichzeitig bestehenden Stenose sowohl makroskopisch als auch histologisch gesichert und diese prothetisch dilatiert werden, um das Risiko einer Rezidivsteinbildung zu reduzieren. Der hohe Stellenwert der perkutanen Cholangiographie wird am Beispiel der ausgeprägten Hepatikolithiasis hervorgehoben.

Key Words
Hepaticolithiasis · Cholangioscopy · PTCD · ESWL · EHL

Summary
Operative and conservative procedures compete for the treatment of intrahepatic lithiasis. The conservative management comprises extracorporeal shock wave lithotripsy (ESWL), intraductal electrohydraulic lithotripsy (EHL) and laser lithotripsy (LISL), either by the transpapillary or by a transhepatic access. We report the case of a 70-year-old woman with extremely large intrahepatic stones in the left liver segment, 33 years after cholecystectomy, who was successfully treated by endoscopic measures. Endoscopic treatment is minimally invasive and is devoid of the typical complication risks of open surgery. Cholangioscopy demonstrated the benign character of the accompanying stricture, which could be stented with an endoprosthesis. The high value of percutaneous cholangiography in the conservative treatment of hepaticolithiasis is emphasized.

Einleitung

In der Therapie intrahepatischer Gallengangsteine konkurrieren operative mit konservativen Verfahren. Als konservative Therapieoptionen stehen die extrakorporale Stoßwellenlithotripsie (ESWL), die intraduktale elektrohydraulische Lithotripsie (EHL) und die Laserlithotripsie (LISL), entweder über den transpapillären oder den transhepatischen Zugang nach Anlage einer perkutanen transhepatischen Cholangiodrainage (PTCD), zur Verfügung. Die endoskopische Therapie intrahepatischer Steine befindet sich noch im Stadium der klinischen Erprobung. Wir stellen eine erfolgreich endoskopisch therapierte 70jährige Patientin mit Riesensteinen im linksseitigen Gallengangsystem bei Zustand nach Cholezystektomie vor. Das Therapieregime war für die Patientin ohne die Risiken einer operativen Sanierung mit Hemihepatektomie wenig belastend.

Kasuistik

Anamnese

1962 wurde die Patientin aufgrund einer symptomatischen Cholezystolithiasis einer konventionellen Cholezystektomie ohne Choledochusrevision unterzogen. Im Juni 1995 trat erstmals eine biliäre Kolik auf, die

KARGER

Dr. Henning E. Adamek
Medizinische Klinik C
Klinikum der Stadt Ludwigshafen gGmbH
Bremserstraße 79
D-67063 Ludwigshafen

Eingegangen:
01. September 1996
Angenommen:
08. Januar 1997

symptomatisch ambulant behandelt wurde. Seit diesem Zeitpunkt fühlte sich die Patientin unwohl. Sie berichtete über einen Gewichtsverlust von etwa 15 kg bis zum Aufnahmetag. Im November desselben Jahres traten rezidivierende, starke Koliken auf, so daß die Patientin in unser Krankenhaus zur weiteren Therapie eingewiesen wurde.

Körperlicher Untersuchungsbefund

Die 70jährige Patientin befand sich in zufriedenstellendem Allgemein- und gutem Ernährungszustand (58 kg, 167 cm). Die Ergebnisse der Untersuchung von Kopf, Hals, Cor, Pulmo und arteriellem Gefäßstatus waren unauffällig (RR 140/80 mm Hg; HF 76/min). Die rektal-digitale Untersuchung zeigte gelben Stuhl am Fingerling. Bis auf eine ausgeprägte Varikosis an beiden Unterschenkeln erbrachte der übrige internistische Status keinen weiteren pathologischen Befund.

Klinisch-chemische Befunde bei Aufnahme (Normwerte in Klammern)

Pathologisch waren: Bilirubin 2,6 mg/dl (< 1,0 mg/dl), Gamma-GT 364 U/l (< 30 U/l), Alkalische Phosphatase 597 U/l (60–185 U/l), GPT 41 U/l (< 24 U/l), GOT 36 U/l (< 18 U/l), Leukozyten 15 600/nl (4 000–10 000/nl), Hämoglobin 11,3 g/dl (14–18 g/dl), Hämatokrit 33,6% (40–54%), Thrombozyten 95 000/nl (150 000–400 000/nl), Fibrinogen 813 mg/dl (150–400 mg/dl). Die übrigen klinisch-chemischen Befunde waren unauffällig.

Apparative Verfahren

Röntgen-Thorax und Elektrokardiographie: altersentsprechende Normalbefunde.

Abdomen-Sonographie

Hämangiom im rechten Leberlappen, sonographischer Aspekt einer Fettleber, inhomogene Leberbinnenstruktur, geringe Flüssigkeitsansammlung perihepatisch. Mittelgradige Erweiterung der intrahepatischen Gallenwege im linken Leberlappen und zentral, die extrahepatischen Gallenwege auf 25 mm erweitert; hepatische Gangsteine (linksseitig), die als «Steinplatte» imponieren, mit einem Durchmesser bis zu 71 mm (Abb. 1).

Ösophagogastroduodenoskopie

Unauffälliger Spiegelbefund. Histologisch: *Helicobacter-pylori*-Besiedlung sowie fokale, vollständige intestinale Metaplasie.

ERCP

Reizlose Papille. Ausgeprägte intrahepatische Hepatikolithiasis links mit mehreren bis zu 2,5 cm großen Konkrementen. Im Bereich der Hepatikusgabel war eine Stenosierung mittlerer Ausprägung sichtbar. (Abb. 2). Es wurde eine ausreichend breite endoskopische Papillotomie (EPT) durchgeführt. In gleicher Sitzung wurde Gallesekret entnommen, das nach mikrobiologischer

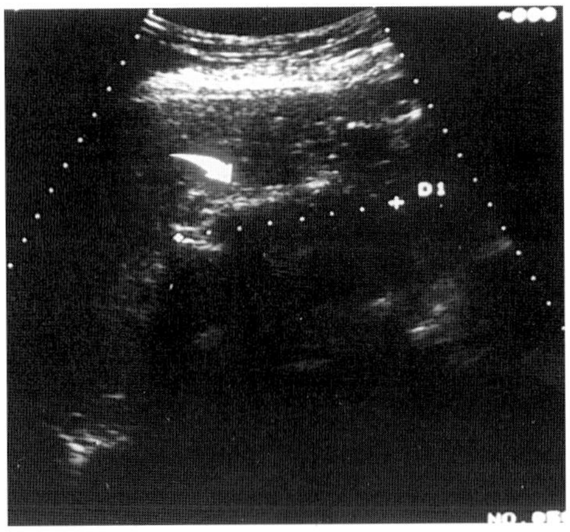

Abb. 1. Sonographische Darstellung der intrahepatischen Gallengangsteine im linken Leberlappen.

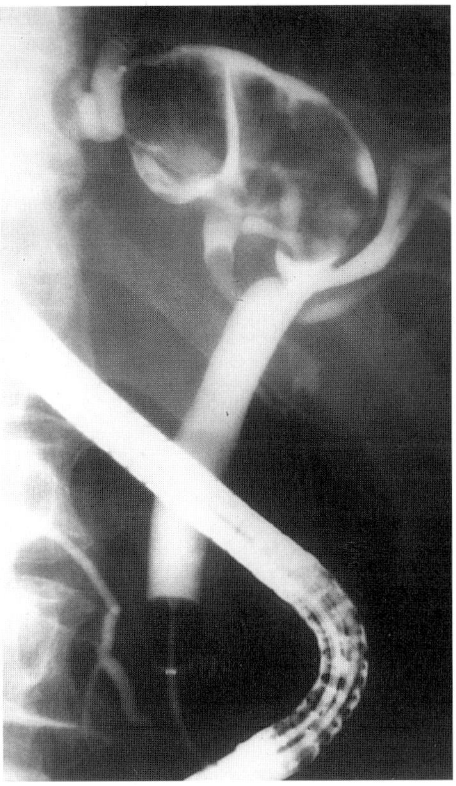

Abb. 2. Darstellung des linken Ductus hepaticus mit den Tonnenkonkrementen vor Therapie.

Untersuchung Enterokokken, vergrünende, mikroaerophile Streptokokken, *Citrobacter freundii* und *Pseudomonas aeruginosa* zeigte. Diese Keime reagieren empfindlich auf Ofloxacin, Ciprofloxacin und Imipenem.

Therapie und Verlauf

Nach der Diagnosestellung einer ausgeprägten Hepatikolithiasis links mit beginnender Cholangiosepsis bei zusätzlich bestehender Stenosierung des linken Gallengangs im Bereich der Hepatikusgabel implantierten wir eine nasobiliäre Sonde zur Entlastung des Gallenwegsystems. Nachfolgend führten wir insgesamt 6 Sitzungen einer ESWL (Piezolith 2.300, Fa. Wolf, Knittlingen) unter sonographischer Ortung durch. Unter milder Sedoanalgesie (Pethidin und Midazolam) wurden insgesamt 29 000 Impulse der höchsten Intensität appliziert. Es konnte aber keine ausreichende Fragmentation erreicht werden. Lediglich ein flottierendes Konkrement fand sich im Ductus hepaticus, welches sich nach mechanischer Lithotripsie entfernen ließ. Erneut wurde eine nasobiliäre Sonde eingelegt. Eine blinde LISL war aufgrund der intrahepatischen Lage der Steine und der Hepatikusgabelstenose technisch nicht durchführbar. Die mittlerweile im Gallesekret angezüchteten Keime bei der bestehenden Cholangitis wurden antibiogrammgerecht behandelt. Wir entschlossen uns – nach eingehender Aufklärung der Patientin, die sich, wenn möglich, keiner Operation unterziehen wollte – zur Anlage einer PTCD des linksseitigen Gangsystems. Die Technik wird an anderer Stelle beschrieben [1, 2]. In insgesamt 4 weiteren Sitzungen innerhalb eines Zeitraums von 7 Tagen wurde bis auf 16 French aufbougiert. Anschließend führten wir eine perkutane Cholangioskopie (Gerät: CHF-P 20, Fa. Olympus, Hamburg; Außendurchmesser des

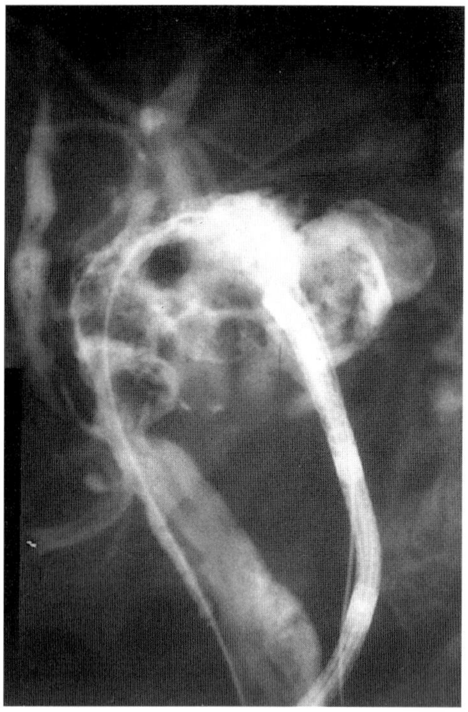

Abb. 3. Cholangioskop in situ.

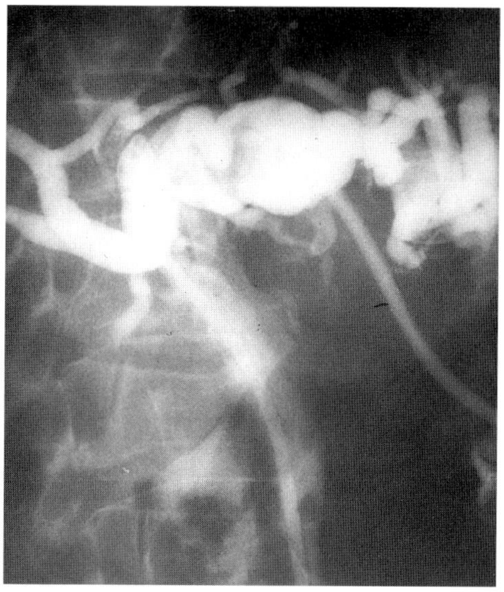

Abb. 4. Steinfreies intrahepatisches linksseitiges Gallengangsystem nach PTCD und elektrohydraulischer Lithotripsie.

Gerätes: 4,9 mm; Arbeitskanal: 2,2 mm) mit EHL (Fa. Walz Electronic Inc., Rohrdorf) durch, wobei mehrere Konkremente fragmentiert und partiell mittels Körbchen extrahiert werden konnten (Abb. 3). Die elektrohydraulische Lithotripsie führte zu keinerlei Blutungen der Gallengangwand und war komplikationslos.

Zusätzlich zeigte sich oberhalb der Hepatikusgabel im Ductus hepaticus sinister eine taillenförmige, exzentrisch gelegene Stenose, die cholangioskopisch passierbar war und makroskopisch nicht malignomverdächtig erschien. In gleicher Sitzung wurde eine 16-French-Yamakava-Prothese implantiert. Abschließend färbten wir das Gallengangsystem nochmals an. Hier zeigte sich in verschiedenen Projektionsebenen kein Konkrementnachweis mehr in den sackartig erweiterten linksseitigen Gallenwegen; das Kontrastmittel floß glatt ins Duodenum ab. Wir konnten die Patientin in gutem Allgemeinbefinden stein- und beschwerdefrei in die ambulante hausärztliche Betreuung entlassen.

Zur Klärung der Dignität der Stenose des Ductus hepaticus sinister führten wir 6 Wochen später erneut eine perkutane Cholangioskopie durch. In der Zwischenzeit berichtete die Patientin über Wohlbefinden. Sie hatte sogar leicht an Gewicht zugenommen. Die perkutane Cholangioskopie zeigte noch kleinste Restkonkremente vor der Stenose, die eine erneute EHL (komplikationslos) erforderlich machten. Unter cholangioskopischer Sicht war danach kein Konkrementnachweis mehr zu führen (Abb. 4). Die entnommenen Biopsien wiesen lediglich Zeichen einer chronischen Entzündung ohne Malignitätsnachweis auf. Eine nach weiteren 3 Monaten durchgeführte perkutane Cholangioskopie erbrachte eine sichere Steinfreiheit bei bisher gutem Dilatationsergebnis der Stenose. Wir beließen die Yamakawa-Prothese zur weiteren Dehnung der entzündlich bedingten Stenose, wechseln sie im Abstand von 3 Monaten und werden sie definitiv nach ausreichendem Dilatationsergebnis (radiologisch, laborchemisch und klinisch) entfernen.

Diskussion

Das Hauptproblem in der Behandlung intrahepatischer Gallengangsteine ist sowohl das inkomplette Entfernen als auch die relativ hohe Rezidivrate von Steinen [3–8]. Diese können wiederum Ausgangspunkt für eine Cholangitis bzw. Sepsis sein und in eine portale Hypertension, eine sekundär biliäre Zirrhose oder in einem Leberausfall münden [6]. Die Mehrzahl der Patienten kann vor einer durch eine solche Situation entstandene Notfalloperation, die mit einem recht hohen Mortalitätsrisiko behaftet ist [9], durch antibiotische Behandlung in Kombination mit endoskopischen Maßnahmen bewahrt werden. Hier bieten sich verschiedene Lithotripsieverfahren als konservative Therapieoptionen an: die ESWL, die EHL oder die LISL. Ist eine Sondierung der intrahepatischen Steine auf transpapillärem Weg nicht möglich (Zustand nach Gallenwegoperation, Zustand nach Magenresektion nach Billroth II, Strikturen der Gallenwege etc.), kann der transhepatische Zugang gewählt werden, der bereits 1981 durch Nimura [10] eingeführt wurde und eine etablierte Methode zur Steinentfernung darstellt [1, 3, 8, 11, 12, 14–16]. Bisher publizierte Arbeiten zum Erfolg der nichtoperativen Therapiemöglichkeiten sind in Tabelle 1 zusammengefaßt. Hier zeigt sich ein durchschnittlicher Therapieerfolg von etwa 85%. Gerade bei zusätzlich bestehenden Stenosen kann durch die Dilatation einer verbleibenden perkutanen Drainage ein gutes Langzeitergebnis erreicht werden [3, 8]. Jan et al. [3] berichten, daß bei Patienten, die – neben den intrahepatischen Steinen – eine Gallengangstenose haben, die Zahl der Rezidivsteine bei 51% und die Zahl der verbleibenden Steine bei 20% liegt. In der Gruppe der Patienten, die keinerlei Stenose haben, liegt die Zahl sowohl der Rezidiv- als auch der verbliebenen Steine bei 0%. Dies zeigt die Bedeutung der gleichzeitigen Versorgung der begleitenden Stenose für ein entsprechend gutes Langzeitergebnis.

Aufgrund dieser Erfahrungsberichte entschlossen wir uns bei unserer Patientin ebenfalls für ein konservatives Vorgehen. Primär führten wir nach Implantation einer nasobiliären Sonde in das

Tab. 1. Literaturübersicht zum Therapieerfolg bei Patienten mit Hepatikolithiasis

Autor	Patientenanzahl	Methode	Erfolg, %
Bonnel et al. [12]	23	PTCD + EHL	75
Choi et al. [17]	11 (nach OP)	T-Drain + ESWL	82
Chen et al. [18]	13	PTCD	76,9
Hwang et al. [14]	90	PTCD + EHL	97
Jan et al. [3]	48 (40 nach OP)	PTCD + EHL + Laser	83,3
Jakobeit et al. [19]	35	ESWL	88,5
Maier et al. [1]	8	PTCD + EHL	100
Yeh et al. [8]	165	PTCD +EHL	80
Yamakawa [16]	93	PTCD	89,4

linksseitige Gallengangsystem mehrere Sitzungen einer ESWL durch, die auch einen Fragmentationserfolg zeigten. In der Literatur [7, 9–25] wird die ESWL als gute, sinnvolle Therapieoption bei extra- und intrahepatischen Gallengangsteinen gerade bei älteren, multimorbiden Patienten gewertet. Aufgrund der begleitenden Stenose in Höhe der Hepatikusgabel war es auf transpapillärem Weg nicht möglich, die immer noch relativ großen Restfragmente zu entfernen. So legten wir – unter Antibiotikaschutz – eine PTCD an. Nachfolgend konnten wir in zwei Sitzungen mittels EHL eine komplette Steinfreiheit des Gangsystems erreichen. Dieses Ergebnis wurde radiologisch und cholangioskopisch gesichert. Aus den cholangioskopisch gewonnenen Biopsien ließen sich entzündliche Zellen ohne Malignitätshinweis gewinnen und somit die Benignität der Stenose beweisen. In der Literatur wird die Zuverlässigkeit der histologischen Beurteilung gezielter Biopsien bei der perkutanen Cholangioskopie mit bis zu 90% angegeben [15], im Gegensatz zur Zuverlässigkeit transpapillärer Biopsien von nur 60–70% [26]. Auch in früheren Arbeiten [27] wurde der Erfolg der intraduktalen EHL bei komplizierten Gallengangsteinen mit etwa 80–90% angegeben. Zur weiteren Dilatation dieser Stenose beließen wir eine Yamakava-Drainage, um das Risiko einer Rezidivsteinbildung durch die als Stenosefolge entstehende biliäre Stase zu senken. Die Patientin ist sowohl stein- als auch beschwerdefrei, die laborchemischen Parameter liegen im Normbereich. Zur weiteren Rezidivsteinprophylaxe erhielt die Patientin Ursodesoxycholsäure [28].

Dieser Verlauf zeigt, daß auch bei einer massiven intrahepatischen Cholangiolithiasis konservative Verfahren, die für die Patienten wenig belastend sind, mit einem guten Ergebnis durchgeführt werden können. Allerdings kann sich ein solcher konservativer Therapieerfolg – bedingt durch die Komplexizität der Erkrankung – auch über einen relativ langen Zeitraum erstrecken.

Eine Untersuchung aus Hongkong [14], bei der von 172 Patienten mit Hepatikolithiasis 63 Patienten (36%) einer Leberteilresektion unterzogen wurden, zeigte eine Morbiditätsrate von 32% und eine Mortalitätsrate von immerhin 2%.

Gerade bei den meist älteren Patienten, bei denen ein erhöhtes Operationsrisiko (Herz-Kreislauf-Erkrankungen) besteht und bei Patienten, bei denen bereits eine Operation der Gallenwege durchgeführt wurde, ist die konservative Therapie eine gute Alternative, zumal gleichzeitig vorhandene Stenosen, die durch die begleitende biliäre Stase oft Ausgangspunkt für eine Rezidivsteinbildung sein können [3], dilatiert werden können. Die Rate von Rezidivsteinen nach chirurgischen Interventionen ist höher als nach konservativen Therapien [3, 8, 17, 18, 29]. Außerdem kann eine Leberteilresektion nur bei Patienten durchgeführt werden, bei denen die Steine in einem Lebersegment liegen. Oftmals kommt jedoch die multilokuläre Lage der Steine vor, die einer chirurgischen Maßnahme – mit Ausnahme der Transplantation – nicht zugänglich ist.

Zusammenfassend befürworten wir das konservative Vorgehen gerade bei älteren, multimorbiden Patienten mit einer Hepatikolithiasis, bei denen gleichzeitig eine Gallengangstenose besteht. Dabei können auch sogenannte Tonnenkonkremente in Einzelfällen komplett extrahiert werden. Durch eine anschließende Dilatation einer begleitenden Stenose kann das Risiko einer Rezidivsteinbildung reduziert werden. Die Cholangioskopie erbringt in vielen Fällen eine sowohl makroskopisch als auch histologische Diagnose und kann bei Steinleiden durch die Möglichkeit verschiedener Lithotripsieverfahren einen raschen Therapieerfolg herbeiführen.

Dank

Für die freundliche Überlassung der Röntgenbilder danken wir Herrn Dr. P. Wetzel, Direktor des Zentralinstituts für Röntgendiagnostik, Klinikum der Stadt Ludwigshafen gGmbH.

Literatur

1 Maier M, Kohler B, Benz C, Körber H, Riemann JF: Die perkutan transhepatische Cholangioskopie (PTCS) – eine wichtige Ergänzung in der Diagnostik und Therapie von Gallenwegserkrankungen (Indikationen, Technik und Ergebnisse) Z Gastroenterol 1995;33:435–439.

2 Maier M, Kohler B, Jakob P, Riemann JF: Die perkutan transhepatische Therapie der Cholangiolithiasis; in Boeckel O, Waclawizek HW (Hrsg): Standards in der Chirurgie. München, Zuckerschwerdt, 1995, pp 188–192.

3 Jan YY, Chen MF: Percutaneous trans-hepatic cholangioscopic lithotomy for hepaticolithiasis: Long-term results. Gastrointest Endosc 1995;42:1–5.

4 Kim MH, Sekijima J, Lee SP: Primary intrahepatic stones. Am J Gastroenterol 1995;90:540–548.

5 Neuhaus H: Management of intrahepatic stones. Gastrointest Endosc 1995;42:94–95.

6 Neuhaus H, Zillinger C, Illek B, et al: Percutaneous transhepatic cholangioscopy (PTCS) for laserlithotripsy of bile duct stones: Medium-term follow-up in 55 patients (abstract). Gastroenterology 1995;106:A 352.

7 Ponchon T, Martin X, Barkun A, et al: Extracorporeal lithotripsy of bile duct stones using ultrasonography for stone localisation. Gastroenterology 1990;98:726–732.

8 Yeh YH, Huang MH, Yang JC, et al: Percutaneous trans-hepatic cholangioscopy and lithotripsy in the treatment of intrahepatic stones: A study with 5 year follow-up. Gastrointest Endosc 1995;42:13–18.

9 Pitt HA, Cameron JL, Postier RG, Gadacz RT: Factors affecting mortality in biliary tract surgery. Am J Surg 1981;141:66–71.

10 Nimura Y: Percutaneous transhepatic cholangioscopy (PTCS). Stomach Intestine 1981;16:681–689.

11 Berci G, Hamlin JA, Grundfest W, et al: Percutaneous endoscopic laser lithotripsy of retained stones in the left hepatic duct. Surg Endosc 1990;4:36–38.

12 Bonnel DH, Liguory CE, Cornud FE, Lefebvre JP: Common bile duct and intrahepatic stones: Results of transhepatic electrohydraulic lithotripsy in 50 patients. Radiology 1991;2:345–348.

13 Chen MF, Jan YY: Percutaneous transhepatic removal of common bile duct and intrahepatic duct stones with a fiberoptic choledochoscope. Gastrointest Endosc 1986;32:347–349.

14 Hwang MH, Tsai CC, Mo RL, et al: Percutaneous choledochoscopic biliary tract stone removal: Experience in 645 consecutive patients. Eur J Radiol 1993;17:184–190.

15 Neuhaus H, Hoffmann W, Classen M: Nutzen und Risiken der perkutanen transhepatischen Cholangioskopie. D Med Wochenschr 1993;118: 574–581.

16 Yamakawa T: Percutaneous cholangioscopy for management of retained biliary tract stones and intrahepatic stones. Endoscopy 1989;21:333–337.

17 Choi BI, Han JK, Park YH, et al: Retained intrahepatic stones: Treatment with piezoelectric lithotripsy combined with stone extraction. Radiology 1991;178:105–108.

18 Chen HH, Zhang WH, Wang SS: Twenty two year experience with the diagnosis and treatment of intraheptic calculi. Surg Gynecol Obstet 1984;159:519–524.

19 Jakobeit C, Amend M, Johanns W, Schumacher R, Greiner L: Extrakorporale Stoßwellenlithotripsie (ESWL) von extra- und intrahepatischen Gallengangsteinen; in Chaussy C, Eisenberger F, Jocham D, Wilbert D (Hrsg): Die Stoßwelle. Tübingen, Attempto Verlag, 1995, pp 113–118.

20 Adamek HE, Buttmann A, Weßbecher R, Kohler B, Riemann JF: Clinical comparison of extracorporeal piezoelectric lithotripsy (EPL) and intracorporeal electrohydraulic lithotripsy (EHL) in difficult bile duct stones. A prospective randomized trial. Dig Dis Sci 1995;6:1185–1192.

21 Ker CG, Hwang CH, Chen JS, et al: Extracorporeal shockwave lithotripsy for the treatment of intrahepatic stones: In vitro and in vivo studies. Hepatogastroenterology 1993;40:159–162.

22 Neuhaus H, Zillinger C, Born P, et al: Randomized study of endoscopic laserlithotripsy (ELL) vs. extracorporeal shock-wave lithotripsy (ESWL) for difficult bile duct stones (abstract). Endoscopy 1995;27:548.

23 Sauerbruch T, Holl J, Sackmann M, et al: Fragmentation of bile duct stones by extracorporeal shock-wave lithotripsy: A five-year experience. Hepatology 1992;15:208–214.

24 Staritz M, Rambow A, Grosse A, et al: Electromagnetically generated extracorporeal shockwaves for fragmentation of extra- and intrahepatic bile duct stones: Indications, success and problems during a 15-months clinical experience. Gut 1990;31:222–225.

25 Weber J, Adamek HE, Riemann JF: Extracorporeal piezoelectric lithotripsy for retained bile duct stones. Endoscopy 1992;24:239–243.

26 Riemann JF, Kohler B, Harloff M, Weber J: Die transpapilläre Cholangioskopie. D Med Wochenschr 1989;114:1775–1779.

27 Riemann JF, Kohler B, Weber J, Schlauch D: Intraductal shock-wave lithotripsy in complicated common bile duct stones. Clin Invest 1992;70:148–151.

28 Ros E, Navarro S, Bru C, et al: Ursodeoxycholic acid treatment of primary hepatolithiasis in Caroli's syndrome. Lancet 1993;342:404–406.

29 Choi TK, Wong J, Ong GB: The surgical management of primary intrahepatic stones. Br J Surg 1982;69:86–90.

Chirurgische Gastroenterologie
mit interdisziplinären Gesprächen

Minimal invasive Chirurgie · Minimally Invasive Surgery

Chir Gastroenterol 1997;13:228–231

K. Reichel †
H. Faust

Krankenhaus Siloah, Hannover

Routinemäßige intraoperative Cholangiographie bei der laparoskopischen Cholezystektomie

Schlüsselwörter
Laparoskopische Cholezystektomie · Intraoperative Cholangiographie · Choledochusläsionen · Choledocholithiasis

Key Words
Laparoscopic cholecystectomy · Intraoperative cholangiography · Common bile duct injury · Choledocholithiasis

Zusammenfassung
Seit Einführung der laparoskopischen Cholezystektomie als Standardverfahren bei der symtomatischen Cholelithiasis wird der Wert der intraoperativen Cholangiographie kontrovers diskutiert. Anhand der eigenen Erfahrungen bei 2105 Patienten weisen wir nach, daß durch die routinemäßige intraoperative Cholangiographie sowohl die Rate der «stummen» Gallengangsteine als auch die der schweren Choledochusläsionen gesenkt werden kann.

Summary
Since the introduction of laparoscopic cholecystectomy as standard method in symptomatic cholelithiasis, there is a controversial discussion about the value of intraoperative cholangiography. From our experience with 2,105 patients we demonstrate that by routine intraoperative cholangiography both the rate of unsuspected stones and the rate of common bile duct injuries can be reduced.

In der Therapie der symptomatischen Cholelithiasis hat sich in den letzten Jahren die laparoskopische Cholezystektomie zunehmend als Standardverfahren durchgesetzt [1–3]. Nachdem bei der konventionellen Cholezystektomie die intraoperative Cholangiographie (IOC) lange Jahre zur Routine gehörte, ist sie seit Einführung des laparoskopischen Vorgehens und des sogenannten therapeutischen Splittings [4, 5] in die Diskussion geraten. Die verschiedenen Standpunkte reichen von der Ablehnung der IOC [4, 6] über die selektive Durchführung [7–10] bis hin zur weiterhin routinemäßigen Anwendung [11–17].

Die Society of American Gastrointestinal Endoscopic Surgeons (SAGES) [18] ermittelte bei einer Umfrage 1993, daß 44% der Chirurgen die IOC routinemäßig durchführten, 56% wandten die IOC dagegen lediglich selektiv an. Als Gründe für die routinemäßige IOC werden die Diagnose einer asymptomatischen Choledocholithiasis, die Darstellung eventueller anatomischer Varianten der Gallengänge, die Erkennung eventueller Läsionen des Hepatocholedochus und die ausreichende Übung der Operateure in Durchführung und Auswertung der Cholangiographie angeführt. Dagegen sprechen die Verlängerung der Operation mit höheren Kosten, die Möglichkeit von Choledochusläsionen auch nach der IOC und die Möglichkeit des therapeutischen Splittings.

Patientendaten und Ergebnisse

In der Zeit vom 23. November 1990 bis 15. Mai 1995 wurden in unserer Klinik 2105 Patienten mit einer symptomatischen Cholelithiasis laparoskopisch operiert. Das Durchschnittsalter betrug 54 Jahre (Bereich 10–99 Jahre) mit einem Verhältnis Frauen zu Männern von 2,8 : 1.

Die präoperative Diagnostik umfaßt neben einer ausführlichen Anamnese und den üblichen Routineuntersuchungen (Labor, EKG, Röntgen-Thorax und Gastroduodenoskopie) die abdominale Sonographie sowie die Biloptin-Cholangiographie. Nur wenn diese Untersuchungen den Verdacht auf eine Choledocholithiasis erbringen, wird präoperativ eine endoskopische retrograde Cholangiopankreatographie (ERCP) durchgeführt. Bestätigt sich hierbei die Choledocholithiasis, erfolgt in gleicher Sitzung im Rahmen des therapeutischen Splittings die Papillotomie und Steinextraktion.

Intraoperativ ergaben sich die in Tabelle 1 aufgeführten Befunde. Die Konversionsrate betrug 4,1% und die durchschnittliche Operationszeit 93 min (20–312 min) bei inzwischen 24 Operateuren. Die laparoskopische Cholezystektomie erfolgte dabei in der bereits publizierten Technik [1]: Nach Darstellung des Ductus cysti-

KARGER

Fax (07 61) 4 52 07 14
http://www.karger.ch

Dr. H. Faust
Krankenhaus Siloah
Roesebeckstraße 15
D-30449 Hannover

Eingegangen:
25. September 1995
Angenommen:
12. Juni 1996

Tab. 1. Intraoperative Befunde

Befund	Anzahl
Symptomatische Cholelithiasis	1624
Akute Cholezystitis	266
Gallenblasenempyem	62
Gallenblasenhydrops	106
Schrumpfgallenblase	47

cus wird dieser zur Gallenblase hin geklippt und ein Ureterenkatheter über eine kleine Inzision eingeführt. Die Abdichtung der Inzision wird durch eine Cholangiographiezange gewährleistet. Die IOC erfolgt unter Bildwandlerdurchleuchtung mit intraoperativen Aufnahmen zur Dokumentation. Neben der Kontrolle auf Füllungsdefekte legen wir besonderen Wert auf eine komplette Darstellung der Gallenwege. Nach der IOC wird der Ductus cysticus mit 2 Klipps verschlossen und abgesetzt. Die durchschnittliche Dauer der IOC beträgt 10 min.

Nachdem wir in der Lernphase die IOC nur selektiv einsetzten, wandten wir sie nach entsprechender Erfahrung routinemäßig an. Hierdurch kam sie bei 2010 Patienten (95,5%) zum Einsatz. *In keinem Fall* trat durch die IOC eine intraoperative Komplikation auf. Bei 109 Patienten (5,4%) fand sich durch dieses Verfahren eine Choledocholithiasis (103 sogenannte unerwartete Steine, 6 Residualsteine nach ERCP).

Die Therapie dieser Choledochuskonkremente bestand 31mal in einer laparoskopischen Choledochusrevision über den Ductus cysticus, 16mal in einer Konversion mit konventioneller Choledochusrevision und 62mal in einer postoperativen endoskopischen retrograden Cholangiographie mit Papillotomie und Steinextraktion. Bei 7 Patienten konnte in der postoperativen ERC kein Konkrement mehr nachgewiesen werden, was einem falsch-positiven Befund von 0,34% bei der IOC entspricht. Ob es sich um einen spontanen Steinabgang gehandelt hat, war nicht mehr nachzuvollziehen.

Choledochusverletzungen

Bei 2105 laparoskopischen Cholezystektomien traten bei insgesamt 8 Patienten (0,4%) Läsionen des Hepatocholedochus auf. Dokumentiert wurden größere und kleinere Verletzungen, d. h. Choledochusdurchtrennungen sowie tangentiale Läsionen. Vier Läsionen wurden intraoperativ diagnostiziert; in 3 Fällen war der Röntgenkatheter fälschlicherweise in den Choledochus eingeführt worden. Durch die IOC wurde dieser Fehler diagnostiziert und die kleine Inzision in einem Fall laparoskopisch und in den beiden anderen Fällen nach Konversion mit einem T-Drain übernäht. Im 4. Fall war es durch die Einmündung des Zystikus in die Hepatikusgabel während der Präparation zu einer Läsion des rechten Hepatikus gekommen. Sie konnte mit einer primären Anastomose versorgt werden.

Bei 4 Patienten wurde die Choledochusläsion erst postoperativ diagnostiziert. Bei einem Patienten aus der Anfangszeit der minimal invasiven Chirurgie war keine IOC durchgeführt worden. Beim Klippen des Ductus cysticus wurde durch das sogenannte Tenting der Choledochus durch einen Klipp verschlossen. In diesem wie in einem weiteren Fall führten wir eine biliodigestive Anastomose durch. Bei einer Patientin kam es bei einem Gallenblasenempyem nach unauffälliger IOC bei der weiteren Präparation zu einer Läsion des Hepaticus communis, bei den anderen beiden Patienten traten ebenfalls nach unauffälliger IOC bei der weiteren Präparation kleine Einrisse im Hepatocholedochus mit postoperativer Galleleckage über die Drainage auf. Nach Einlage eines T-Drains sistierte in beiden Fällen das Galleleck. Wir verloren keinen Patienten an den beschriebenen Komplikationen.

Diskussion

Die laparoskopische Cholezystektomie hat sich in den letzten Jahren in einem wahren Boom zum Standardverfahren bei der symptomatischen Cholelithiasis entwickelt [1]. Von Beginn an wurde jedoch der Wert der IOC mit den in Tabelle 2 aufgeführten Argumenten kontrovers diskutiert [4, 7–19]. Die Durchführung der IOC bedingt keine wesentliche Verlängerung der Operationszeit [9, 11, 14, 15, 19, 20]. Zender und Schönleben [17] konnten durch die routinemäßige IOC sogar eine Verkürzung der Operationszeit nachweisen. Auch unsere durchschnittliche Operationszeit von 93 min liegt im Rahmen der in der Literatur angegebenen Daten [3, 5, 6, 8, 19]. Dabei muß man berücksichtigen, daß in unserem Patientengut der Anteil mit komplizierter Cholelithiasis 23% beträgt und im Rahmen einer Ausbildungsklinik bei uns inzwischen 24 Operateure die laparoskopische Cholezystektomie vorgenommen haben. Natürlich ist eine IOC nur dann schnell durchzuführen, wenn sowohl der Operateur als auch das ganze Operationsteam darin ausreichend trainiert sind. Das gleiche gilt für die sichere Beurteilung der IOC durch den Operateur. Diese ausreichende Übung, vor allem auch für die jüngeren Operateure, erreicht man nach unserer Meinung aber nicht, wenn man die IOC nur selektiv in den dann oft schwierigen Fällen anwendet, wie es von einigen Autoren empfohlen wird [7, 10].

Ein bekanntes Problem stellt die präoperative Diagnostik der Choledocholithiasis dar. In 20–30% der Fälle zeigen sich keine typischen Symptome [17]. Ebenso finden sich bei 33% der Patienten keine pathologischen Laborwerte [17], und 50% der Patienten un-

Tab. 2. Pro und contra intraoperative Cholangiographie (IOC)

Pro	Contra
Diagnose einer asymptomatischen Choledocholithiasis	therapeutisches Splitting
Darstellung eventueller anatomischer Varianten	Verlängerung der Operationszeit
Erkennung möglicher Choledochusläsionen	Kosten
Operateure sind durch routinemäßige Durchführung ausreichend geschult	Choledochusläsion auch nach IOC möglich

terscheiden sich durch die pathologische Laborkonstellation nicht von denen ohne Choledocholithiasis [9, 17]. Die weiteren präoperativen Routineuntersuchungen mit Sonographie und Biloptin- oder i. v. Cholangiographie können ebenfalls nicht alle Patienten mit Choledocholithiasis herausfiltern [17], und eine routinemäßige Anwendung der ERC präoperativ verbietet sich wegen der möglichen Komplikationsrate [3, 5, 17].

Die Indikation zur präoperativen ERC muß jedoch beim Konzept der selektiven IOC großzügiger gestellt werden, so daß sich hierdurch zum einen die Kosten (vermehrte Sachkosten, verlängerte Therapiedauer) erhöhen können, zum anderen der Patientenkomfort gemindert wird [9, 21]. Trotz der präoperativen Diagnostik verbleibt ein Anteil von 3,4–10% von sogenannten stummen oder unerwarteten Gallengangsteinen. Auch in unserem Patientengut fanden sich durch die IOC bei 5,4% der Patienten Gallengangsteine, die der präoperativen Diagnostik entgangen waren und die als «vergessene» Steine nach der Entlassung der Patienten zu Komplikationen führen können. Dabei ist der Anteil der Steine, die erst während der Manipulationen bei der Operation in den Choledochus gelangen, nicht bekannt. Zahlreiche Steine konnten wir vor Einführung des Röntgenkatheters aus dem Zystikus entfernen, häufig durch retrogrades Ausmelken mit einem Overholt oder Ausspülen mit dem Katheter.

Für die Therapie der intraoperativ entdeckten Choledocholithiasis bleiben 3 Möglichkeiten [13, 18, 20]. Der häufigste Weg ist im Rahmen des *therapeutischen Splittings* die Steinextraktion durch eine postoperative ERC [16, 18]. Auf diese Weise wurden in unserer Klinik 62 der 109 Patienten behandelt. Eine weitere Möglichkeit besteht in der laparoskopischen Choledochusrevision, die in der Regel über den Ductus cysticus durchgeführt wird [9, 13, 16, 17, 20, 21]. Auf diesem Wege haben wir 31 Patienten erfolgreich behandeln können. Der Vorteil dieses Vorgehens ist, daß man den Patienten im Sinne des Patientenkomforts bei der minimal invasiven Chirurgie eine weitere belastende Untersuchung und Therapie erspart.

Erst als letzte Möglichkeit bietet sich die Konversion und konventionelle Choledochusrevision an. Sie bleibt den Fällen vorbehalten, bei denen die laparoskopische Choledochussanierung nicht gelingt und eine postoperative ERC aus anatomischen Gründen (z. B. Billroth-II-Voroperation) nicht möglich ist. Dies war in unserem Patientengut in 16 Fällen erforderlich.

Eine der schwersten Komplikationen in der Gallenchirurgie stellt die Läsion des Hepatocholedochus dar. Dabei ist es durch die Einführung der laparoskopischen Technik zu einem Wandel der Läsionen gekommen. Haben in der konventionellen Chirurgie die Läsionen durch zu tiefgreifende Umstechungen oder Ligaturen bei Blutungskomplikationen bzw. die tangentialen Läsionen überwogen [22, 23], so scheinen bei der laparoskopischen Cholezystektomie die Defektläsionen durch Verwechselung des Hepatocholedochus mit dem Ductus cysticus vorzuherrschen [22, 23], oder es werden die Klipps auf dem Ductus cysticus, bedingt durch das sogenannte Tenting des Hepatocholedochus [12], zu tief gesetzt, wie es in unserem Fall bei einer Choledochusläsion ohne IOC geschehen ist. Dabei treten die iatrogenen Choledochusläsionen in über der Hälfte der Fälle bei vorher als unkompliziert eingestuften Fällen auf [9, 23–25], so daß diese durch eine selektive IOC nicht erfaßt werden können. Zudem fanden Adams et al. [24] in einer Analyse von iatrogenen Choledochusläsionen, daß diese in 83% bei Patienten ohne IOC aufgetreten waren. Siewert et al. [23] konnten das Fehlen der IOC sogar in allen Fällen einer Choledochusläsion nachweisen. Erst durch die routinemäßige IOC lassen sich diese schweren Komplikationen weitgehend vermeiden, da durch sie Klarheit über die Anatomie der Gallenwege gewonnen werden kann. Zum einen finden sich in der IOC bis zu 6% [12, 16] chirurgisch relevante Anomalien der Gallenwege, zum anderen läßt sich, sollte sich bei der IOC herausstellen, daß die kleine Inzision für den Cholangiographiekatheter fälschlicherweise im Choledochus liegt, die Läsion problemlos – wie bei 2 unserer Patienten – nach Konversion durch Naht oder Einlage eines T-Drains versorgen. Bei entsprechender Übung gelingt die Behandlung der Läsion auch laparoskopisch, wie wir es in einem weiteren Fall praktizierten. Selbst wenn eine reine Übernähung bei besonderen anatomischen Verhältnissen, wie in unserem 4. Fall mit Einmündung des Ductus cysticus in die Hepatikusgabel, nicht möglich ist, zeigt die primäre Anastomose sicher bessere Ergebnisse als die sekundäre Versorgung [9, 12].

Natürlich kann eine Läsion des Hepatocholedochus auch erst nach der IOC auftreten [16], wie bei 3 unserer Patienten. Dies läßt sich nur durch konsequentes gallenblasennahes Präparieren verhindern. Ein großer Teil der Defektläsionen kann durch die IOC, wie unsere Ergebnisse mit lediglich 2 biliodigestiven Anastomosen (0,1%) zeigen, vermieden werden. Insgesamt liegt unsere Rate der Choledochusläsionen mit 0,4% innerhalb der auch für die konventionelle Cholezystektomie mit 0,2–0,78% angegebenen Rate [9, 12, 22, 23, 25].

Zusammenfassend stellt die routinemäßige IOC ein komplikationsarmes und ohne großen Zeitaufwand durchzuführendes Verfahren dar, das zum einen die Anzahl der schweren Choledochuskomplikationen senken, zum anderen die Rate der «vergessenen» Gallengangsteine deutlich mindern kann. Die hierdurch entstehenden Kosten werden durch die strengere Indikation zur ERC weitgehend aufgewogen.

Literatur

1 Faust H, Ladwig D, Reichel K: Die laparoskopische Cholecystektomie als Standardeingriff bei symptomatischer Cholecystolithiasis. Chirurg 1994;65:194.

2 Gastinger I, Koch A, Krause W, Schneider B, Köckerling F: Langzeitergebnisse nach laparoskopischer Cholecystektomie. Minimal Invas Chir 1994;3:118.

3 Lüdtke F-E, Lepsien G, Neufang Th, Peiper H-J: Neue Tendenzen in der Gallenchirurgie. Zentralbl Chir 1994;119:362.

4 Boeckl O, Sungler P, Heinermann PM, Lexer G: Choledocholithiasis – therapeutisches Splitting. Chirurg 1994;65:424.

5 Schmiederer R, Kubitzky M, Razek P, Tuchmann A: Zweiseitige minimal-invasive Therapie bei Cholecysto- und Choledocholithiasis. Chirurg 1994;65:441.

6 Stangl R, Klein P, Groitl H, Scheele J: Komplikationsspektrum der laparoskopischen Cholecystektomie. Chir Praxis 1993;47:595.

7 Carlson MA, Ludwig KA, Frantzides CT, Cattey RP, Henry LG, Walker AP, Schulte WJ, Wilson SD: Routine or selective intraoperative cholangiography in laparoscopic cholecystectomy. J Laparoendosc Surg 1993;3:27.

8 Hallfeldt KKJ, Puhlmann M, Neelamekam TK, Hay DJ: Laparoskopische Cholecystektomie – Erfahrungen an einem britischen District General Hospital. Zentralbl Chir 1994;119:378.

9 Neufang Th, Lüdtke FE, Bartkowski R, Brüggemann A, Lepsien G: Intraoperative Cholangiographie und antegrade Gallenwegsexploration bei laparoskopischer Cholecystektomie – Technik, Ergebnisse, Perspektiven. Zentralbl Chir 1994;119:388.

10 Niebuhr H, Niebuhr C, Nahrstedt U, Rückert K: Obligate Cholangiographie oder alleinige prä- und postoperative Sonographie in der Routinediagnostik bei laparoskopischer Cholecystektomie? Minimal Invas Chir 1994;3:130.

11 Beller S, Bodner W, Kager W, Taxer F, Szinicz G: Laparoskopische Cholecystektomie, Minimal Invas Chir 1992;1:76.

12 Berci G, Sackier JM, Paz-Partlow M: Routine or selected intraoperative cholangiographi during laparoscopic cholecystectomy? Am J Surg 1991;161:355.

13 Helms B, Czarnetzki HD: Laparoskopische Operationen am Gallengang. Zentralbl Chir 1993; 118:329.

14 Lotz GW, Stahlschmidt M, Moergel K: Die obligatorische intraoperative Cholangiographie bei der laparoskopischen Cholecystektomie. Chirurg 1993;64:412.

15 Morlang T, Umscheid T, Stelter WJ: Laparoskopische Cholezystektomie: Eine prospektive Studie an 1775 unselektierten Patienten. Zentralbl Chir 1995;120:353.

16 Traverso LW, Hauptmann EM, Lynge DC: Routine intraoperative cholangiographie and its contribution to the selective cholangiography. Am J Surg 1994;167:4.

17 Zender FJ, Schönleben K: Laparoskopische Cholecystektomie: Der Wert der intraoperativen Cholangiographie. Minimal Invas Chir 1994;3:81.

18 Brodish RJ, Fink AS: ERCP, cholangiography, and laparoscopic cholecystectomy. Surg Endosc 1993;7:3.

19 The Southern Surgeons Club: A prospective analysis of 1518 laparoscopic cholecystectomies. N Engl J Med 1991;324:1073.

20 Appel S, Krebs H, Fern D: Techniques for laparoscopic cholangiography and removal of common duct stones. Surg Endosc 1992;6:134.

21 Salm R, Waninger J, Matern U, Farthmann EH: Laparoskopische Techniken zur Therapie der Choledocholithiasis. Chirurg 1994;65:418.

22 Siewert JR, Feussner H, Scherer MA, Brune IB: Fehler und Gefahren der laparoskopischen Cholecystektomie. Chirurg 1993;64:221.

23 Siewert JR, Ungeheuer A, Feussner H: Gallenwegsläsionen bei laparoskopischer Cholecystektomie. Chirurg 1994;65:748.

24 Adams DB, Borowicz MR, Wootton FT, Cunningham JT: Bile duct complications after laparoscopic cholecystectomy. Surg Endosc 1993;7:79.

25 Gebhardt Ch, Meinl P: Gallenwegsläsionen bei der offenen Cholecystektomie. Chirurg 1994; 65:741.

Chirurgische Gastroenterologie
mit interdisziplinären Gesprächen

Chir Gastroenterol 1997;13:232–238

Gesprächsleiter:
J. R. Izbicki, Hamburg

Teilnehmer:
G. Blum, Freiburg
D. C. Brörig, Hamburg
R. Klapdor, Hamburg
S. von Kleist, Freiburg
W. T. Knoefel, Hamburg
M. Löhr, Rostock
M. Manns, Hannover
F. Safi, Ulm
P. M. Schlag, Berlin

Interdisziplinäres Gespräch: Tumormarker in Diagnostik und Therapie gastrointestinaler Tumoren

Das interdisziplinäre Management onkologisch-gastroenterologischer Erkrankungen gewinnt vor dem Hintergrund des wachsenden Erkenntnisstandes in den verschiedenen Disziplinen, einer zunehmenden Spezialisierung und des Bedürfnisses der Patienten nach umfassender Information immer mehr an Bedeutung. Gerade die Tumormarker hepatopankreatobiliärer Erkrankungen finden derzeit eine sehr breite Anwendung in den verschiedensten Disziplinen, ohne daß ein eindeutiger Konsens bezüglich ihrer gezielten Anwendung und ihrer Aussagekraft besteht. So ist der anfängliche Optimismus der 80er Jahre, daß mit den Tumormarkern ein hochsensitives und hochspezifisches Mittel zur Erkennung dieser ansonsten schwierig zu diagnostizierenden Tumoren zur Verfügung steht, einer nun großen Verunsicherung bezüglich der Verwendung von Tumormarkern gewichen. In letzter Zeit ist zudem der Einsatz der Tumormarkerbestimmung gerade in der Tumornachsorge mehr und mehr unter dem Kostenfaktor zu sehen, der im klinischen Alltag zunehmend an Bedeutung gewinnt. Auch wird die Effektivität bezüglich der früheren Diagnose eines Rezidivs sehr unterschiedlich beurteilt.
Es schien daher zum derzeitigen Zeitpunkt angezeigt, eine interdisziplinäre Diskussion über die Thematik zu führen und auf eine breite Basis zu stellen, um Verunsicherungen auszuräumen und einem Konsens näherzukommen.

1. Frage: Bestimmen Sie Tumormarker als Screening-Methode bei Patienten mit gastroenterologischer Erkrankung ohne Hinweis auf ein Malignom? Wenn ja, welche?

Löhr: Keine Bestimmung von Tumormarkern als Screening-Methode.

Manns: AFP bei Patienten mit Leberzirrhose; Ca 19-9 bei Patienten mit primär sklerosierender Cholangitis (PSC) auch ohne Hinweis auf cholangiozelluläres Karzinom (CCC).

von Kleist: Nein, denn es gibt bei gastroenterologischen Krankheiten keinen Marker, der ein solches Vorgehen rechtfertigen würde.

Knoefel/Brörig: Bei Leberzirrhose AFP; bei PSC Ca 19-9; bei chronischer Pankreatitis CA 19-9.

Schlag: Die diagnostische Sensitivität und Spezifität der meisten derzeit zur Verfügung stehenden «Tumormarker» ist zu gering, als daß sie sich für Screening-Untersuchungen eignen würden. Eine Ausnahme ergibt sich bei gastrointestinalen Tumoren für das Screening HBsAg-positiver Patienten mit chronisch aktiver Hepatitis bzw. Leberzirrhose auf ein Leberzellkarzinom durch AFP-Bestimmung. Offen ist allerdings, inwieweit hier ein vernünftiges Kosten-Nutzen-Verhältnis gegeben ist. Äußerst fraglich ist auch die Wertigkeit der CEA-Bestimmung als Screening in der Langzeitbetreuung von Patienten mit Colitis ulcerosa zur Erkennung eines Kolonkarzinoms bzw. CA-19-9-Bestimmung zur Erkennung eines Pankreaskarzinoms in der Verlaufskontrolle von Patienten mit chronischer Pankreatitis.

Blum: Nein.

Klapdor: Wir setzen Tumormarker nicht für das Screening von Tumoren bei asymptomatischen Patienten ein. Angesichts der Weiterentwicklungen von Ultraschall, Computertomographie, Endoskopie und Endosonographie sind diese Verfahren für ein Screening vorzuziehen.
Bei symptomatischen Patienten ist bei Risikopatienten ein frühzeitiger Einsatz der sensitiven Tumormarker zu erwägen, z. B. bei über 45jährigen Patienten mit unklaren Oberbauchbeschwerden für 2–4 Wochen die Bestimmung des CA 19-9, die Bestimmung des AFP bei Patienten mit chronisch aggressiver Hepatitis/Zirrhose oder die Bestimmung des CEA bei prädisponierenden Kolonerkrankungen.

Safi: Die Tumormarker können und müssen nicht als Screening-Methode eingesetzt werden. Die Bestimmung der Tumormarker ist zur Zeit preiswert und einfach. Die Ermittlung ihrer Konzentration im Blut wird unterstützend bei der Feststellung einer Diagnose eingesetzt.

KARGER

Fax (07 61) 4 52 07 14
http://www.karger.ch

Prof. Dr. J. R. Izbicki
Abteilung für Allgemeinchirurgie
Universitäts-Krankenhaus Eppendorf
Martinistraße 52
D-20246 Hamburg

2. Frage: Welche Tumormarker gehören für Sie bei welchen gastroenterologischen Malignomen zur Routinediagnostik?

Löhr: Wir setzen routinemäßig folgende Marker ein: CEA (Kolonkarzinom), CA 19-9, CA 72-4 (Pankreaskarzinom); AFP [hepatozelluläres Karzinom (HCC)]; alle epithelialen Tumoren: P53-Autoantikörper und P53-Antigen im Serum.

Manns: AFP für das HCC; CA 19-9 zur Diagnostik von CCC und Pankreaskarzinom; CEA für kolorektale Karzinome und Magenkarzinome; CA 72-4 für Magenkarzinome.

von Kleist: Von kaudal nach kranial gesehen: Das CEA bei allen Kolorektaltumoren, CA 19-9 für Pankreaskarzinome, AFP für primäre Leberzellkarzinome, CA 72-4 für Magenkarzinome, eventuell TPA als Proliferationsmarker bei allen aktiven Tumoren.

Knoefel/Brörig: AFP zur Diagnostik für des HCC; CEA für das kolorektale Karzinom und das Magenkarzinom; CA 19-9 für CCC sowie Pankreaskarzinom; SCC zur Diagnostik des Platteneptihelkarzinoms der Speiseröhre. Diese Diagnostik ist im wesentlichen als Ausgangswert für die Kontrolle im Rahmen der Tumornachsorge zu sehen.

Schlag: Routinemäßig wird von uns empfohlen, präoperativ folgende Tumormarker bei nachfolgenden Erkrankungen zu bestimmen: CEA beim kolorektalen Karzinom, CA 19-9 beim Pankreaskarzinom, AFP beim Leberzellkarzinom, Chromogranin A bei Karzinoidtumoren (Apudome) und SCC beim Plattenepithelkarzinom der Speiseröhre.
Die Tumormarkerbestimmung erfolgt dabei nicht unter dem Aspekt der Tumorstadienklassifikation, sondern als Kriterium, inwieweit durch eine Vortherapie bzw. die definitive operative Behandlung eine Normalisierung der Werte erzielt wird, um hierdurch ein weiteres Kriterium für die Kurativität des Behandlungsansatzes bzw. die Verlaufskontrolle zu erhalten. Zur Differentialdiagnostik können bei der präoperativen Diagnostik AFP (Abgrenzung HCC vom CCC) Chromogranin A (Abgrenzung Karzinoid gegen Karzinom) sowie SCC (Abgrenzung Adeno- vom Plattenepithelkarzinom der Speiseröhre bzw. Analregion) herangezogen werden.

Blum: AFP zur Diagnostik des HCC; CEA für das kolorektale Karzinom; CA 19-9 für das Pankreaskarzinom, CCH und Gallenblasenkarzinom.

Klapdor: Es sollte empfohlen werden, daß bei einem Patienten, bei dem erstmals ein gastroenterologisches Malignom diagnostiziert worden ist, auch ein Tumormarker bestimmt wird, und zwar der jeweils für die Tumoren sensitivste Parameter: Magenkarzinom CA 72-4, Pankreas/Galle CA 19-9, Kolon CEA, Ösophagus SCC, AFP beim Leberzellkarzinom.
Falls der Tumormarker der ersten Wahl, das heißt der bei vergleichbarer Spezifizität sensitivste Marker (s. oben), negativ ist, ist zu empfehlen, den Tumormarker der zweiten Wahl zusätzlich zu bestimmen, um für die Nachsorge einen möglichst relevanten Tumormarker zu erhalten.

Safi: Zur Routinediagnostik bestimmen wir das CEA bei kolorektalen Karzinomen, das CA 19-9 beim Pankreaskarzinom und CA 72-4 beim Magenkarzinom. Die Diagnose der oben genannten Malignome werden anhand des bildgebenden Verfahrens und/oder histologisch-bioptisch gesichert. Eine präoperative pathologische Konzentration von Tumormarkern gibt uns nur den Hinweis dafür, daß es sich um eine fortgeschrittene Erkrankung handeln könnte.

3. Frage: Gibt es für Sie Tumormarker, die Sie nur bei spezifischen Fragestellungen einsetzen?

Löhr: Dazu zählen Vitamin B12 (fibrolaminäres Karzinom), NSE, Chromogranin A. Synaptophysin etc. bei endokrinen Tumoren.

Manns: Keine Tumormarker im engeren Sinne, aber z. B. Calcitonin bei Patienten mit Men II, 5-HIES im 24-Stunden-Urin bei Patienten mit Verdacht auf Karzinoid etc.

von Kleist: Wegen seiner großen Spezifität würde ich CA 242 bei ungeklärten Situationen (Rezidivverdacht) bei Pankreas-, Gallengangs- und Leberprozessen einsetzen.

Knoefel/Brörig: Bei endokrinen Tumoren 5-HIES im Urin (Karzinoid) und Chromogranin A (Differenzierung zwischen Karzinoid und Karzinom).

Schlag: Die Bestimmung von «Tumormarkern» sollte immer einer spezifischen Fragestellung, wie oben dargestellt, unterworfen werden und nicht ungezielt und unreflektiert vorgenommen werden.

Blum: Siehe Antwort zur 2. Frage.

Klapdor: Es gibt sicher besondere Indikationen, z. B. bestimmen wir das AFP in der gastroenterologischen Onkologie nur zur Diagnostik bzw. Differentialdiagnostik des HCC. Das CA 19-9 kann zur Differentialdiagnose chronische Pankreatitis – exkretorisches Pankreaskarzinom bei Patienten mit chronischer Pankreatitis, die ja zumindest das gleiche Karzinomrisiko haben wie die Normalbevölkerung, eingesetzt werden.
Die genannten Tumormarker CEA, CA 19-9, CA 72-4 können zur Differentialdiagnose zwischen endokrinen und exokrinen Karzinomen des Magen-Darm-Traktes und der Bauchspeicheldrüse eingesetzt werden.
Die endokrinen Tumoren gehen praktisch nie mit relevanten Anstiegen der genannten Tumormarker einher. Hat man z. B. einen Patienten mit metastasiertem Tumorleiden, z. B. Pankreaskarzinom, in gutem Allgemeinbefinden und sind die genannten Tumor-

marker nicht relevant erhöht, dann muß primär an das Vorliegen eines endokrin metastasierten Tumors gedacht werden. Der Einsatz gastrointestinaler Peptide, der 5-HIES und z. B. des Chromogranins A als Tumormarker kann hier weiterhelfen.

4. Frage: Haben Tumormarker heute noch einen Platz bei der Primärtumorsuche?

Löhr: Die Tumormarker sind nur dann noch gerechtfertigt, wenn die übliche Suche nach dem Primarius (CUP-Syndrom) ohne Erfolg verläuft und die Artdiagnostik eine therapeutische Konsequenz hätte.

Manns: Sie haben nur bei den unter der 1. Frage geschilderten Erkrankungen Bedeutung.

von Kleist: Meines Erachtens haben Tumormarker auch heute noch einen Platz bei der Primärtumorsuche, allerdings sollten nur sehr hohe Markerwerte Beachtung finden, die praktisch nur bei malignem Zellwachstum anzutreffen sind.

Knoefel/Brörig: Die immunhistologische Aufarbeitung des Sekundärtumors erlaubt heutzutage die Diagnosefindung mit einer größeren Treffsicherheit als die Tumormarker.

Schlag: Im Rahmen der Abklärung eines unbekannten Primärtumors hat die immunhistologische Untersuchung der verschiedenen Marker eine wesentlich höhere Wertigkeit, so daß aufgrund der geringen Sensitivität und Spezifität die Serumtumormarkerbestimmungen wenig hilfreich und damit in der Regel verzichtbar sind.

Blum: Nein.

Klapdor: Wenn, dann nur in sehr wenigen Einzelfällen.

5. Frage: Haben für Sie Tumormarker eine Bedeutung für den Ausschluß eines Malignoms bei Patienten mit tumorverdächtigem Krankheitsbild (z. B. Gewichtsverlust etc.)?

Löhr: Keine Indikation.

Manns: Nein.

von Kleist: Wie schon eben angedeutet, haben nur hohe Markerwerte eine klinische Aussagekraft, niedrige oder nicht nachweisbare Markerspiegel können niemals ein Malignom ausschließen. Dies ist die wichtigste und fundamentalste Regel des Tumormarkergebrauchs überhaupt!

Knoefel/Brörig: Sicher nicht.

Schlag: Nein, auf gar keinen Fall.

Blum: Nein.

Klapdor: Ein Normalbefund eines Tumormarkers im Serum kann kein Malignom ausschließen. Im Mittel schließt ein normaler Wert eines Tumormarkers ein weit fortgeschrittenes Tumorleiden aus, im Einzelfall gibt es aber auch normale Tumormarkerwerte bei fortgeschrittenen Tumoren (z. B. 5% beim Pankreaskarzinom).

Safi: Antwort auf Fragen 3–5: Das Pankreaskarzinom zeigt sich klinisch meistens durch unspezifische Symptome, die manchmal denen der chronischen Pankreatitis ähnlich sind. Daher ist die Bestimmung des CA 19-9 bei Patienten mit solchen Symptomen sinnvoll. Eine erhöhte Konzentration von über 120 U/ml deutet auf ein malignes Geschehen hin. Selbstverständlich haben wir bei etwa 20% der Patienten mit benignen Erkrankungen falsch-positive Werte festgestellt, die sich jedoch im Verlauf zurückbildeten oder normalisierten. Beim Vorliegen einer malignen Erkrankung waren die Werte konstant hoch nachzuweisen.
Die postoperative Kontrolle des CA 19-9 beim Pankreaskarzinom hat eine prognostische Aussagekraft. Die Tumormarkerbestimmungen sollten meines Erachtens neben der Befragung des Patienten und der klinischen Untersuchung allein als diagnostisches Hilfsmittel während der Tumornachsorge durchgeführt werden. Bei einem Pankreaskarzinom zeigen 95% der Patienten mit einem Rezidiv eine erhöhte Konzentration. Da dieses Rezidiv weder chirurgisch noch radio-/chemotherapeutisch kurativ zu behandeln ist, erübrigt sich jegliche Darstellung mit bildgebenden Verfahren. Das gleiche gilt beim Magenkarzinom und der Bestimmung des CA 72-4.
Beim kolorektalen Karzinom ist die pathalogische Konzentration der Tumormarker abhängig von der Lokalisation des Rezidivs. Beim Vorliegen von Lebermetastasen konnte bei 90% der Patienten eine pathologische Konzentration nachgewiesen werden. Dieser Prozentsatz bildet sich bis zu etwa 50% zurück, wenn es sich lediglich um ein lokales Rezidiv, oder zu 70%, wenn es sich um eine Lungenmetastase handelt. Beim Multiviszeralbefall konnte bei 95% der Patienten eine pathologische Konzentration festgestellt werden.

6. Frage: Halten Sie Tumormarker in der Tumornachsorge für sinnvoll? Wenn ja, in welchen Intervallen bestimmen Sie Tumormarker in der Tumornachsorge?

Löhr: Die Studien zeigen, daß in den Fällen, wo hohe Serumspiegel eines Tumormarkers vor einer Operation respektive Therapie vorlagen, Nachkontrolle sinnvoll ist. Diese richtet sich nach dem kurativen Ansatz und der Therapie, primär sicherlich engmaschiger (z. B. $^1/_4$–$^1/_2$ Jahr), später dann in größeren Abständen ($^1/_2$–1 Jahr).

Manns: Ja, falls eine frühe Diagnose eines Tumorrezidivs für den Patienten therapeutische Konsequenzen hat, z. B. isolierte Lebermetastase bei kolorektalen Karzinomen. Generell bestimmen wir Tumormarker in Intervallen von 3–6 Monaten.

von Kleist: In der Tat halte ich die Tumormarker in der Tumornachsorge sogar für sehr sinnvoll, da sie einen sensiblen Test für die Überwachung eines Patienten darstellen, d. h., aufgrund ihres sehr häufig frühzeitigen Anstiegs können sie ein sich anbahnendes Rezidiv rechtzeitig ankündigen, was insbesondere bei Intestinaltumoren häufig eine sogenannte Second-look-Operation zu einem Zeitpunkt ermöglicht, in dem sich der Patient in einem noch guten Allgemeinzustand und häufig auch in einem operablen (symptomlosen) Stadium befindet. Die Abstände der Nachuntersuchung richten sich im wesentlichen nach dem letztgemessenen Wert, der, sollte er nicht ansteigen, längere Abstände erlaubt. Postoperativ sollten einmonatige Abstände empfohlen werden, aber auch hier gilt, daß ein postoperativ abfallender oder normaler Wert größere Abstände zuläßt als ein Wert, der entweder gleich hoch wie präoperativ ist bzw. postoperativ höher liegt. Hier ist Vorsicht geboten und eine engmaschigere Kontrolle angezeigt. Mein Leitsatz ist: Jeder Patient ist seine eigene Kontrolle.

Knoefel/Brörig: Bei initial (präoperativ) erhöhten Werten ist die regelmäßige Bestimmung in der Tumornachsorge sinnvoll. Intervall: alle 3 Monate, bei suspektem Befund häufiger.

Schlag: Für die Bewertung der Validität longitudinaler Tumormarkerbestimmungen sind neben Sensitivität, Spezifität und prädiktivem Wert der Konzentrationsveränderungen auch die Möglichkeit der Rezidivtherapie bei Anstieg entscheidend. Dies bedeutet, daß bei Tumormarkeranstieg neben den üblichen bildgebenden und endoskopischen Untersuchungen auch eine tumormarkerbasierte Rezidiv- und Lokalisationsdiagnostik (z. B. Immunszintigraphie) möglich sein sollte. Weiterhin sollten bei frühzeitigem Rezidiv- und Metastasennachweis tatsächlich auch Chancen einer effektiven und nach Möglichkeit kurativen Therapie bestehen. Unter diesen Kautelen kommen vor allem eine Tumormarker-geleitete Nachsorge für das kolorektale Karzinom mittels CEA und für die Karzinoidtumoren mittels Chromogranin A in Frage. Beide Tumormarker werden von uns bei den angesprochenen Tumorentitäten routinemäßig in den ersten beiden postoperativen Jahren alle 3 Monate, dann in 6monatigen Abständen bestimmt. Außerhalb von klinischen Studien wird auf eine Tumormarkerverlaufskontrolle bei den übrigen gastrointesinalen Tumoren in der Regel verzichtet, da die therapeutischen Möglichkeiten bei frühzeitigem Rezidivnachweis gering sind bzw. die Sensitivität der Marker unzureichend ist.

Blum: Ja, falls zum Zeitpunkt der Primärdiagnose informativ. Tumornachsorge 3–6monatlich.

Klapdor: Diese Frage muß in jedem Fall bejaht werden. Ein sensitiver Tumormarker kann in den ersten 3–4 Wochen nach einer Operation als prognostischer Parameter herangezogen werden. In all den Fällen, in denen der Tumormarker postoperativ nicht in den Normalbereich abfällt, muß von einer nichtkurativen Resektion ausgegangen werden.
Ein sensitiver Tumor zeigt in der Regel ein Rezidiv früher an als die Klinik und die bildgebenden Verfahren, jedenfalls bei der heute praktizierten Nachsorge.
Sensitive Tumormarker sind die empfindlichsten Parameter für die Therapieantwort auf eine palliative Therapie, sowohl in Hinsicht auf das Ansprechen als auch auf die erneute Progression, häufig Wochen vor den bildgebenden Verfahren.

Safi: Die Tumormarker werden bei uns im Abstand von 3 Monaten bestimmt. Zeigt sich eine erhöhte Konzentration, kann eine Wiederholung in kürzerem Abstand erfolgen, denn nur der kontinuierliche Anstieg des Tumormarkers weist auf ein Rezidiv hin.

7. Frage: Bestimmen Sie Tumormarker in der Tumornachsorge bei Patienten, die präoperativ Tumormarker-negativ waren?

Löhr: Nein.

Manns: Nein.

von Kleist: Die Antwort lautet ja, da sich entwickelnde metastasierte Zellen durchaus markerpositiv sein können, wie die Erfahrung gezeigt hat.

Knöfel/Brörnig: Ja, da sich offenbar die Metastasen anders als die Primärtumoren verhalten können.

Schlag: Bei Beantwortung der unter Frage 6 aufgeführten Einschränkungen kann eine postoperative Tumormarker-Bestimmung (vor allem von CEA und Chromogranin A) präoperativ «markernegativer» Patienten prinzipiell sinnvoll sein, da Metastasen oder Rezidive sich aus Tumorzellklonen rekrutieren können, die prozentual den «Tumormarker» stärker exprimieren bzw. in das Serum abgeben, als dies beim Primärtumor der Fall ist.

Blum: Nein.

Klapdor: Zumindest der für ein Tumorleiden sensitive Tumormarker sollte in der Nachsorge bestimmt werden, auch wenn er präoperativ im Normbereich lag. Zum Beispiel ist bei vielen Kolontumoren die Tumormasse zum Zeitpunkt der Operation noch zu klein, um signifikant erhöhte Tumormarkerspiegel zu induzieren. Auch bei negativem präoperativem Befund wird der sensitive Tumormarker in der Nachsorge mit Auftreten eines Lokalrezidivs bzw. von Metastasen häufig ansteigen und dann die Vorteile eines sensitiven Markers für die Nachsorge bieten, wie in Frage 6 besprochen.

Safi: Es gibt keinen Zusammenhang zwischen Patienten, bei denen präoperativ der Tumormarker negativ war, und der postoperativen Kontrolle im Rahmen der Tumornachsorge, denn die präoperativ pathologische Konzentration ist nur bei Patienten mit fortgeschrittenem Tumorstadium, d. h. im Stadium III und IV, nachzuweisen. Die Frühstadien bei Patienten mit kolorektalen Karzinomen oder Magenkarzinomen weisen aufgrund der Tumorgröße kaum erhöhte Konzentrationen auf. Während der Tumornachsorge kann beim Nachweis eines Rezidivs bei etwa 80% dieser Patienten eine pathologische Konzentration festgestellt werden.

8. Frage: Sind Tumormarkerbestimmungen in der Tumornachsorge kosteneffektiv?

Löhr: Das ist eine schwierige Frage. Sie hängt vom Tumor respektive Tumormarker ab. Man wird bei einem Patienten mit HCC nach der Operation und dann negativem AFP-Spiegel sicherlich nicht nur den AFP-Spiegel beurteilen, sondern sich auch sonographisch die Leber ansehen. Insofern ist die Frage vermutlich für die meisten Anwendungen zu verneinen.

Manns: Hierzu sind mir keine Studien bekannt. Nach meiner Einschätzung sind Tumormarker in der Tumornachsorge jedoch nicht kosteneffektiv.

von Kleist: Tumormarkerbestimmungen stellen in der Nachsorge die kostengünstigste Überwachungsmethode überhaupt dar, da sie auch verhindern können, daß bei jeder Nachsorgeuntersuchung das gesamte Füllhorn der Maßnahmen über dem Patienten ausgegossen wird.

Knoefel/Brörig: Suffiziente Studien zu dieser Fragestellung liegen bislang aus vielen Gründen nicht vor. Da heutzutage oft simultan bei jeder Tumornachsorge auch die gesamte übrige Diagnostik durchgeführt wird, kann die Bestimmung der Tumormarker bezüglich ihrer Kosteneffektivität kaum beurteilt werden. Nur wenige Kliniker werden sich aber initial lediglich auf die Tumormarker verlassen.

Schlag: Eine Kosteneffektivität für Tumormarkerbestimmungen in der Nachsorge konnte bisher generell nicht belegt werden. Allerdings halten die bisherigen Studien einer Kritik im Hinblick auf die adäquate Auswahl der hierfür in Frage kommenden Patienten sowie konsequenter Handlungsweisen nach Tumormarkeranstieg nicht stand. Es ist meines Erachtens durchaus realistisch anzunehmen, daß bei Patienten mit kolorektalen Karzinomen, bei welchen auch konsequent die operativen Möglichkeiten einer Metastasen- bzw. Rezidivtherapie genutzt werden, Tumormarkerbestimmungen sich als kosteneffektiv erweisen, wenn gleichzeitig auf andere Untersuchungsmethoden (z. B. CT, MRT) primär verzichtet und letztere kostenspielige diagnostische Verfahren nur gezielt bei CEA-geleiteten Verdachtsmomenten eingesetzt werden. Die Durchführung einer solchen prospektiven Untersuchung wäre dringend zu wünschen.

Blum: Ja, falls oben genannte Restriktionen beachtet werden.

Klapdor: Es spricht sehr viel dafür, daß sinnvoll und kritisch eingesetzte Tumormarker die Nachsorge kostensparender machen können. Gute Studien fehlen.

Safi: Die Tumormarker sind sicherlich kosteneffektiv, da zur Zeit die Bestimmung eines Tumormarkers durchschnittlich bei DM 8.– liegt. Alle bildgebenden Verfahren sind um einiges teurer. Der kontinuierliche Anstieg eines Tumormarkers deutet auf ein Rezidiv ohne Angaben über die Lokalisation desselben hin. Das bildgebende Verfahren kann eingesetzt werden, um das Rezidiv zu lokalisieren.

9. Frage: Haben Tumormarkerbestimmungen in der Tumornachsorge eine Bedeutung für das Langzeitüberleben der Patienten?

Löhr: Die Studien zeigen, daß man diese Frage verneinen muß.

Manns: Auch hierzu sind mir keine Studien bekannt. Ich denke aber, daß die Bestimmung von Tumormarkern keinen Einfluß auf das Langzeitüberleben eines Patientenkollektivs hat, obwohl einzelne Patienten sicherlich von einer frühzeitigen Diagnose eines Tumorrezidivs durch größere therapeutische Optionen profitieren.

von Kleist: Nur wenn die Patienten einer Zweitoperation von z. B. Lebermetastasen frühzeitig zugeführt werden können, wie das beim Kolonkarzinom der Fall sein kann, wird sich das auf das Überleben der Patienten auswirken. Aber der Arzt will sich doch wohl auch im klaren sein, welchen Verlauf die Krankheit bei seinem Patienten nimmt, bzw. sollte der Patient nicht das Gefühl haben, daß er mit seiner Rezidivangst allein gelassen wird, da sich niemand mehr dafür interessiert, ob sein Tumorleiden fortschreitet oder es dafür keine Anzeichen gibt.

Knoefel/Brörig: Nach den vorliegenden Untersuchungen hat die Bestimmung von Tumormarkern keinen Einfluß auf das Langzeitüberleben der Patienten. Dies liegt wohl daran, daß viele Rezidive erst in einem sehr späten Stadium diagnostiziert werden. Einzelne Patienten werden jedoch immer von einer anhand der Tumormarker früher gestellen Diagnose profitieren.

Schlag: Es ist für viele gastrointestinale Tumoren belegt, daß eine fehlende postoperative Normalisierung eines präoperativ erhöhten Tumormarkerbefundes (z. B. CEA) ein Hinweis für eine schlechte Prognose ist. Ein postoperativ persistierender erhöhter Tumormarkerbefund stellt eine R0-Resektion und damit die Kurabilität der Erkrankung in Frage bzw. sollte Anlaß zum Nachweis bisher nicht bekannter Tumorresiduen, Metastasen oder Zweitkarzinome sein. Wie unter der Frage 10 noch weiter ausgeführt, können Patienten mit kolorektalem Karzinom von einer Tumormarkerbestimmung profitieren, wenn hierdurch ein asymptomatisches Rezidiv entdeckt und nachfolgend kurativ entfernt werden kann.

Blum: Diese Frage ist nicht bewiesen.

Klapdor: Bei der Durchsicht der Literatur habe ich keine gute prospektive Studie gefunden, die hierzu eine bejahende oder verneinende Aussage erlaubt. Unter der Voraussetzung einer wirklich effektiven, das Leben verlängernden Therapie, angesichts der experimentellen Ergebnisse, daß kleinere Tumoren günstiger auf nichtoperative Therapieversuche ansprechen als große Tumoren, angesichts der Möglichkeit, zukünftig vielleicht auch immunologische Verfahren einsetzen zu können, deren Wirkung nachweislich von der Größe der Tumorläsion bzw. der Tumormasse abhängt, dürfte der diesbezügliche Wert eines Tumormarkers wohl eher bejahend gesehen werden.

Safi: Die Bestimmung der Tumormarker in der Tumornachsorge hat keine Bedeutung für das Langzeitüberleben der Patienten. Die Tumornachsorgeprogramme (Bestimmung der Leberparameter, Tumormarker und bildgebende Verfahren) sind uneffektiv. Die Tumormarkerbestimmung ist ein einfacher Test, der auf ein Rezidiv hinweist, wenn ein Anstieg nachgewiesen werden kann. R0-Resektionen eines Rezidivs vom kolorektalen Karzinom führt signifikant zur Verlängerung der Überlebenszeit. Dieser Prozentsatz von Patienten, die R0-reseziert werden können, ist zu klein, um das Gesamtüberleben der Patienten mit kolorektalem Karzinom beeinflussen zu können.

10. Frage: Stellen sie gelegentlich die Indikationen zur Operation lediglich aufgrund des alleinigen Befundes eines ansteigenden Tumormarkers?

Löhr: Auch als Internist kann ich diese Frage verneinen.

Manns: Nein.

von Kleist: Als nicht selbst Handelnde, sondern ausschließlich Beratende kann ich nur zitieren, daß steigende Tumormarkerwerte zusammen mit einer entsprechend dringlich ausgesprochenen Warnung die Kliniker zu einer intensiven Rezidivsuche veranlaßt haben, die schon wiederholt zu Second-look-Operationen geführt hat, z. B. zu einer Entfernung von operablen Metastasen.

Knoefel/Brörig: Trotz deutlicher Verbesserung der Sensitivität und Spezifität der bildgebenden Verfahren werden kleine, tast- und sichtbare Befunde gelegentlich übersehen. Bei massivem Anstieg der Tumormarker ohne morphologisches Korrelat ist daher gelegentlich die Indikation zu einer Second-look-Operation gegeben. Diese Situation ist jedoch sicher extrem selten.

Schlag: Wie sich aus der Beantwortung der Fragen 6 und 8 ergibt, ist bei Patienten mit kolorektalen Karzinomen auch bei einem CEA-Anstieg, der sich durch gängige bildgebende oder endoskopische Diagnostik oder Begleitbefunde (Leberzirrhose, Nikotin etc.) nicht erklären läßt, eine Second-look-Operation zum Nachweis und zur Therapie eines Tumorrezidivs anzustreben. Trotz aller Kontroversen über die Wertigkeit der CEA-Bestimmung im Rahmen der Tumornachsorge kann festgehalten werden, daß diejenigen Patienten die besten Überlebenszeiten aufweisen, bei welchen aufgrund einer CEA-geleiteten Nachsorge ein asymptomatisches Rezidiv kurativ reseziert werden konnte.

Blum: Nein.

Klapdor: Ich glaube, daß die Indikation zu einer Operation lediglich aufgrund eines alleinigen Befundes eines ansteigenden Tumormarkers nur sehr selten in der Gastroenterologie vorzukommen braucht. Häufig ist die Situation, daß ein Tumormarker wieder ansteigt oder ansteigt und daraufhin eine Diagnostik durchgeführt wird. Wird diese mit Einsatz aller heutigen Möglichkeiten durchgeführt, läßt sich in den allermeisten Fällen ein morphologisches Korrelat finden. Tumormarker und morphologisches Koronat sind dann Anlaß für eine eventuelle Operation.

Safi: Heutzutage liegen viele Möglichkeiten in den bildgebenden Verfahren, mit deren Hilfe wir das Rezidiv präoperativ sicher feststellen können. Eine Second-look-Operation aufgrund eines Anstiegs des Tumormarkers wird nicht mehr angewandt.

11. Frage: Wo sehen Sie die größte Bedeutung der Tumormaker in der Zukunft?

Löhr: Von den zahlreichen Tumormarkern, die in den achtziger Jahren diskutiert wurden (vgl. auch Verhandlungsbände der Hamburger Symposien über Tumormarker (Hrsg. Klapdor/Greten), sind nüchtern betrachtet nur wenige übriggeblieben. Der Begriff «Tumormarker» muß sicherlich für die Zukunft anders definiert werden, was sich schon in den im Serum meßbaren Spiegeln an Autoantikörpern gegen p53-Antigen und das p53-Antigen selber widerspiegelt. In ersterem Fall handelt es sich in klassischer Weise nicht um einen von den Tumorzellen produzierten Faktor, sondern um eine Anwort des Körpers dagegen (neues Autoantigen). In diesem Bereich wird die Molekularbiologie respektive molekulare Diagnostik (PCR) die klassische, auf Antikörper basierende Analytik ablösen bzw. ergänzen. Der Nachweis von zirkulierenden Tumorzellen mittels der PCR für z. B. Zytokeratin 19, der Nachweis von Mutationen im ras- bzw. p53-Gen mittels PCR im Serum (Pankreas)-Sekret und Stuhl ist seiner Bedeutung nach sicherlich als Tumormarker zu verstehen, wenngleich er heute (noch) nicht so bezeichnet wird.

Manns: In der Tumornachsorge bei bestimmten Karzinomen.

von Kleist: Ich sehe die größte Bedeutung der Tumormarker in der Zukunft auf zwei Gebieten: 1. In der präoperativen Phase sind sie hervorragend geeignet, das Staging zu verbessern: Hohe Tumormarkerwerte bedeuten immer ein ausgedehntes Tumorstadium, also sind sie eine ausgezeichnete Hilfe, ein lokalisiertes Tumorwachstum von einem metastatischen zu unterscheiden. (Merke: Hohe Markerwerte sind mit einem frühen Tumorstadium unvereinbar!) 2. Wird die Bedeutung der Tumormarker in der Zukunft wohl zunehmend auf dem Gebiet der Tumorlokalisation und der spezifischen immunologischen Tumortherapie liegen. Hier können diese Substanzen als hervorragende Zielantigene dienen, um selektiv entweder Isotopen- oder mit toxischen Substanzen gekoppelte Antikörper zum Tumor zu bringen.

Knoefel/Brörig: Die Bedeutung zukünftiger Tumormarker wird sich anhand ihrer Tumorspezifität entscheiden. Gelingt die Isolierung von ausschließlich tumorassoziierten Molekülen, können Tumormarker einen wichtigen Baustein in der Diagnostik und Nachsorge von Patienten mit Tumorerkrankungen darstellen.

Schlag: Es ist anzunehmen, daß die modernen Methoden der Molekularbiologie tumorspezifischere Moleküle und Strukturen definieren, mit welchen disseminierte Tumorzellen oder Tumorzellfragmente sich im Blut wesentlich sensitiver und spezifizierter nachweisen lassen, so daß Tumormarker in jetziger Definition aufgrund ihrer geringen diagnostischen Validität zunehmend abgelöst werden.

Blum: Entwicklung von Testsystemen (s. unten), die neben erhöhter Tumorspezifität auch eine Lokalisationsdiagnostik zulassen, z. B. Immunszintigraphie. Ferner ist in Einzelfällen auch eine therapeutische Anwendung denkbar.

Klapdor: Die Tumormarker werden sicher auch in Zukunft eine große Bedeutung für die Tumornachsorge haben, einerseits als prognostische Parameter, z. B. postoperativ, zur Differenzierung von Gruppen mit hohem bzw. niedrigem Risiko und damit für die Randomisierung von Patienten für Therapiestudien.
Zum anderen bleibt ihre Bedeutung sicher auch in Zukunft unbestritten in der subtilen Verlaufskontrolle palliativer Therapien. Inwieweit sich die bisherigen Hoffnungen auf den Einsatz von Tumormarkern für die Therapie, über Antikörper-vermittelte immunologische bzw. zytotoxische Therapien, erfüllen wird, muß abgewartet werden. Insbesondere als adjuvante Therapiemaßnahme bleibt dieses Konzept aber äußerst attraktiv.

Safi: Für die Tumormarker sollten wir keine große Bedeutung sehen, denn sie waren, sind und bleiben ein einfacher Test, der uns Hinweise gibt, aber keine Beweise. Die Bestimmung ist zur Zeit einfach und preiswert. Meines Erachtens nach kann diese Bestimmung bei Patienten mit gastrointestinalen Malignomen, die primär kurativ operiert worden sind, regelmäßig angewandt werden. Erst beim Nachweis eines Anstiegs der Konzentration ist das bildgebende Verfahren einzusetzen. Auch bei der pallativen Therapie dieser Malignome (regionale und systemische Chemotherapie, Radiotherapie) können die Tumormarker indirekte Zeichen für die Effektivität dieser Therapie darstellen.

Teilnehmer

Prof. Dr. G. Blum
Gastroenterologie
Albert-Ludwig-Universität
Stefan-Meyer-Straße 8
D-79104 Freiburg

Dr. D. C. Brörig, PD Dr. W. T. Knoefel
Abteilung für Allgemeinmedizin
Universitäts-Krankenhaus Eppendorf
Martinistraße 52
D-20246 Hamburg

Prof. Dr. R. Klapdor
Rothenbaumchaussee 5
D-20148 Hamburg

Prof. Dr. Dr. S. von Kleist
Institut für Immunologie
Albert-Ludwig-Universität
Stefan-Meyer-Straße 8
D-79104 Freiburg

PD Dr. Matthias Löhr
Medizinische Klinik
Universität Rostock
Ernst-Heidemann-Straße 6
D-18057 Rostock

Prof. Dr. M. Manns
Medizinische Klinik
Medizinische Hochschule Hannover
Konstanty-Gutschow-Straße 8
D-30659 Hannover

PD Dr. F. Safi
Chirurgische Klinik
Klinikum der Universität Ulm
Steinhövelstraße 9
D-89075 Ulm

Prof. Dr. P. M. Schlag
Medizinische Fakultät
Chirurgische Klinik
Robert-Rössle-Klinik
Lindenberger Weg 80
D-13125 Berlin

Chirurgische Gastroenterologie
mit interdisziplinären Gesprächen

Prä- und postoperative Therapie · Pre- and Postoperative Therapy

Chir Gastroenterol 1997;13:239–242

Gesprächsleiter:
H. R. Rosen, Wien, Österreich

Teilnehmer:
C. Baeten, Maastricht, Niederlande
M. Seccia, Pisa, Italien
J. Christiansen, Kophenhagen, Dänemark
R. Schiessel, Wien, Österreich
J. Girona, Recklinghausen, Deutschland

Interdisziplinäres Gespräch: Analer Sphinkterersatz

Einleitung

Die fäkale Inkontinenz bzw. die Notwendigkeit einer permanenten Kolostomie nach chirurgischer Entfernung des Anorektums wegen bösartiger Erkrankungen stellt für den Betroffenen eine massive Beeinträchtigung seiner Lebensqualität dar. Die Erkenntnisse der Anatomie und Physiologie des Kontinenzorgans haben zur erfolgreichen Einführung zahlreicher sphinkterrekonstruktiver bzw. sphinktererhaltender Operationsmethoden bei Patienten mit dieser Indikation geführt. Trotz dieser Fortschritte sind einzelne Betroffene bei Therapieversagen bzw. bei zu großer lokaler Ausdehnung eines Karzinoms von einer permanenten fäkalen Inkontinenz oder einem Stoma bedroht. Diese Patienten können als Kandidaten für einen autologen oder heterologen Sphinkterersatz gesehen werden. Besonders die physiologischen Erkenntnisse der Muskelfasertransformation durch kontrollierte neuromuskuläre Stimulation haben in jüngerer Zeit neue Möglichkeiten zur Behandlung für dieses ansonsten therapierefraktärere Kollektiv aufgezeigt.
Das folgende interdisziplinäre Gespräch soll einen Überblick über derzeit bestehende Möglichkeiten bzw. Standards der in jüngerer Zeit immer häufiger angewandten, neuen Therapiemodalität des «Sphinkterersatzes» geben.

1. Frage: Worin besteht der Unterschied zwischen Sphinkterrekonstruktion und -ersatz?

Baeten: Während bei der Sphinkterrekonstruktion ein anatomisch vorhandenes, aber insuffizientes Kontinenzorgan vorliegt, muß beim Sphinkterersatz von einem völligen Fehlen bzw. einer kompletten Zerstörung dieses Organs ausgegangen werden. Die Aufgabe des Sphinkterersatzes liegt daher also nicht nur in einer Neubildung des analen Sphinkters, sondern auch in einer Rekonstruktion des Anorektums. Während bei der Sphinkterrekonstruktion in den meisten Fällen das ursprüngliche Sphinktergewebe im Sinne des sogenannten Parkschen Sphinkterrepairs zur Anwendung kommt, gelangen beim Sphinkterersatz entweder autologes Material, d. h. Skelettmuskel (Musculus glutaeus oder M. gracilis), bzw. heterologes Material wie der künstliche Sphinkter zur Anwendung. Magnetringe, Fascia-lata-Plastiken oder Thierscher Draht sollten heute als obsolet angesehen werden.

Christiansen: Der Unterschied zwischen Sphinkterrekonstruktion (Sphinkterplastik) und -ersatz liegt nach meiner Meinung in der Präsenz eines Sphinkterorgans bzw. beim Sphinkterersatz in der Notwendigkeit zur Implantation von neuem Muskelmaterial oder einem künstlichen Sphinkter. Die Standardverfahren der Sphinkterplastik für traumatische Läsionen, wie z.B. nach Dammrissen in der Geburtshilfe, sind die überlappende Naht des M. sphincter ani externus oder bei idiopathischer Inkontinenz der Postanalsphinkterrepair.

Seccia: Der Begriff der Sphinkterplastik inkludiert alle chirurgischen Optionen, in denen eine präexistente Sphinkterstruktur aufgefunden und entweder überlappend oder direkt rekonstruiert werden kann. Der Sphinkterersatz ist ein komplexeres Vorgehen, welches eine ausgedehnte Schädigung sowohl der analen Sphinkterstruktur als auch der analen Funktion voraussetzt und einen muskulären Ersatz erfordert. Viele unserer Kandidaten für den Sphinkterersatz sind jene Patienten, bei denen ein sphinkterrekonstruktives Verfahren primär fehlgeschlagen ist.
Eine Sphinkterplastik bzw. jede Art der Sphinkterrekonstruktion setzt definitionsgemäß die Präsenz von Sphinktergewebe bzw. eines rekonstruierbaren Anorektums voraus. Diese Verfahren sollten bei der fäkalen Inkontinenz immer als erste Wahl einer chirurgischen Therapie angestrebt werden, da das – nach unseren Erfahrungen – die physiologische Funktion des Kontinenzorgans am besten wiederherstellen kann. Für Patienten, bei denen ein solches Vorgehen fehlgeschlagen ist oder infolge eines zu ausgedehnten Defektes nicht erfolgversprechende Aussichten zeigt, muß der Ersatz des Sphinkters durch Muskelgewebe (M. glutaeus oder M. gracilis) in Erwägung gezogen werden.

Girona: Zur Sphinkterplastik zählen wir die folgenden Eingriffe: Sphinkterraffung (auch als getrennte Internus- und Externusraf-

KARGER

Fax (07 61) 4 52 07 14
http://www.karger.ch

Univ.-Doz. Dr. H. R. Rosen
Ludwig Boltzmann Institut für Chirurgische Onkologie
Chirurgische Abteilung
Donauspital/SMZ-Ost
Langobardenstraße 122
A-1220 Wien

fung), Postanalrepair nach Parks, Anteriorrepair, gegebenenfalls beide kombiniert, sowie mechanische Einengung des Analkanals mit z. B. Silikon- oder Dacronstreifen. Sphinkterersatz wird mittels (dynamischer) Gracilisplastik, Glutäusplastik oder Implantation eines künstlichen Schließmuskels (ABS = arteficial bowel sphincter) bzw. die freie Muskeltransposition (M. satorius oder M. palmaris longus).

2. Frage: Welche Patienten sind Kandidaten für den Sphinkterersatz?

Baeten: Sphinkterersatz ist eine Möglichkeit für Patienten mit einem ultratiefen, den externen Sphinkter infiltrierenden Rektumkarzinom oder einem rezidivierenden Analkarzinom, bei welchem eine abdominoperineale Rektumexzision nach Miles unvermeidbar ist. Weiter kann auch die fäkale Inkontinenz nach ausgedehntem anorektalem Trauma oder nach Analatresie mittels Sphinkterersatz erfolgreich behandelt werden. Bei Patienten, welche wegen eines Karzinoms behandelt werden, ist neben einer ausreichenden physischen und psychischen Kapazität die radikale, kurative Resektion des Karzinoms (mit tumorfreien seitlichen Resektionsrändern des Mesorektums) die Voraussetzung für dieses Verfahren.

Seccia: Als Kandidaten für Sphinkterersatz sehen wir Patienten mit therapieresistenter fäkaler Inkontinenz.

Christiansen: Sphinkterersatz sollte jenen Patienten vorbehalten bleiben, bei denen eine Sphinkterplastik oder konservative Behandlungsversuche für Inkontinenz (z. B. Biofeedback-Training) versagt haben oder bei denen ein derartig ausgedehnter Sphinkterdefekt vorliegt, der keine erfolgversprechende Rekonstruktion zuläßt.

Schiessel: Kandidaten für Sphinkterersatz können in zwei Hauptgruppen unterteilt werden: Zur 1. Gruppe zählen Patienten mit therapieresistenter fäkaler Inkontinenz, d. h. diejenigen, bei denen ein umschriebener Sphinkterdefekt durch eine durchgeführte Sphinkterplastik nicht erfolgreich funktionsverbessernd behandelt werden konnte bzw. bei Patienten mit fäkaler Inkontinenz bei diffuser Sphinkterschwäche, bei denen nach Ausschöpfung aller konservativen Möglichkeiten inklusive Biofeedback und einer Sphinkterplastik (preanal- oder postanal repair) keine Kontinenzfunktion erzielt werden konnte. Die 2. Gruppe beinhaltet jene Patienten, welche wegen eines tiefsitzenden Rektumkarzinoms mit Infiltration des externen analen Sphinkters bzw. Vorliegens eines histologischen Gradings III (in der präoperativen Biopsie) nicht erfolgreich sphinktererhaltend reseziert werden können. Für diese Gruppe sowie für Patienten mit rezidivierendem Analkarzinom (nach primärer Radio-/Chemotherapie) bietet sich ein Durchzugsverfahren nach primärer abdominoperinealer Rektumexstirpation (APR) mit Rekonstruktion eines «Neorektums» sowie eines «Neosphinkters» durch Transposition des M. gracilis, d. h. die totale anorektale Rekonstruktion (TAR), an. Dieses Verfahren kann auch für Patienten, welche in der Vergangenheit mit APR und permanenter Kolostomie behandelt wurden, zur Anwendung gebracht werden (sekundäre TAR).

Girona: Eine anorektale Inkontinenz, die durch konservative oder chirurgische Therapie nicht behandelbar ist bzw. ein Zustand nach erfolgloser Therapie als Alternative zur Anlage eines Stomas sollten als Indikationen gelten. Nicht geeignet sind Patienten mit chronischen Durchfällen und mit ausgeprägten Stuhlentleerungsstörungen. Bei tiefsitzenden Rektumkarzinomen uT2 und uT3 N0 kann in ausgesuchten Fällen als Alternative zur Rektumexstirpation ein Sphinkterersatz durch eine doppelseitige dynamische Gracilisplastik durchgeführt werden.

3. Frage: Welches Verfahren bevorzugen Sie beim Sphinkterersatz?

Baeten: Meine Therapie der Wahl ist ein Durchzugsverfahren, das sich unmittelbar an eine Miles-Resektion anschließt. Wir sehen bei einer verzögerten Rekonstruktion nach Miles-Operation in der Vergangenheit größere technische Schwierigkeiten durch die ausgeprägte Vernarbung im Bereich, die vor allem beim männlichen Patienten zu erheblichen Problemen führen kann. Für die Sphinkterrekonstruktion verwenden wir beide m. gracilis, welche primär an der dorsalen Seite des Neoanus vorbeigeführt und danach an der vorderen Seite miteinander verbunden werden. Der Vorteil dieses Vorgehens liegt nach unserer Meinung in der kompletten muskulären «Umklammerung» des Anus, bei der kein Sehnenmaterial verwendet werden muß. Beide Musculi werden in Form der dynamischen Gracilisplastik durch Anwendung eines Neurostimulators zu einer simultanen Kontraktion gebracht.

Christiansen: Wir verwenden entweder die dynamische Gracilisplastik oder die Implantation des künstlichen Sphinkters (AMS 800).

Seccia: Bei uns gelangt die dynamische Gracilisplastik mit Implantation eines Elektrostimulators in gleicher Sitzung und anschließender postoperativer Muskelfasertransformation durch neuromuskuläre Stimulation zur Anwendung. Bei Patienten nach Miles-Operation verwenden wir beide M. gracilis, wobei ein Muskel als «Puborektalis-Ersatz» den anorektalen Winkel imitiert und der andere als Neosphinkter um den Neoanus geschlugen wird, wobei die Sehne mit einer nichtresorbierbaren Naht in der Haut verankert wird.

Schiessel: Bei Patienten mit fäkaler Inkontinenz wird ein M. gracilis (meistens der linke) an seiner Sehne unterhalb des Knies durchtrennt, bis auf das letzte Nervengefäßbündel disseziert und mobilisiert, so daß er danach außerhalb des noch bestehenden Kontinenzorgans um den Anus geschlungen werden kann. Bei Patienten, welche einer Rektumexstirpation unterzogen werden müssen, wird der Muskel um das durchgezogene Neorektum als Neosphinkter geschlungen. In beiden Fällen wird die Sehne durch den Muskelbauch durchgeführt (Split-sling-Technik) und danach in der Haut mittels nichtresorbierbarer Naht verankert. Die Implantation der Stimulationselektroden (Modell 4300, Medtronic, Kerkrade, Niederlande) sowie des Stimulationsgenerators (Modell 3023 Interstim™ IPG, Medtronic, Kerkrade, Niederlande) erfolgt in gleicher Sitzung. Die Muskelfasertransformation wird nach Abschluß der Wundheilung in einem Zeitraum von 4–5 Wochen durch niedrigfrequente neuromuskuläre Stimulation (5 Hz) durchgeführt, so daß eine Transformation der Muskelfasern nach diesem Zeitraum und die Möglichkeit zur tetanischen Dauerkontraktion sowie zum permanenten Verschluß des Anus gegeben sind. Der Patient hat durch eine Fernsteuerung die Möglichkeit, den subkutanen Pulsgenerator auszuschalten und damit eine Erschlaffung des Neosphinkters herbeizuführen.

Girona: Die dynamische Gracilisplatik. Bei schon liegendem Herzschrittmacher oder Erkrankungen im Bereich des Skelettsystems, die sich durch eine Muskelentnahme am Oberschenkel verschlechtern würden, ist der künstliche Schließmuskel (ABS) zu bevorzugen.

4. Frage: Über welche potentiellen Komplikationsmöglichkeiten sollte der Patient präoperativ informiert werden?

Baeten: Kontinenz ist nicht von der Sphinkterfunktion allein abhängig. Besonders nach totaler anorektaler Rekonstruktion müssen die Patienten darüber aufgeklärt werden, daß sie keine normale sensorische Funktion des Rektums mit einem Füllungsreiz erwarten dürfen. Das bedeutet, daß sie trainiert werden müssen, ihren Darm zu vorbestimmten Zeiten zu entleeren. Weiter müssen sie wissen, daß im Rahmen von Episoden sehr flüssiger Stuhlkonsistenz bzw. Diarrhö der Verschlußmechanismus des Neosphinkters nicht ausreichend sein kann. Als mögliche postoperative Komplikation muß die Nekrose des Neorektums angeführt werden. Probleme mit dem transponierten M. gracilis treten selten auf. Die Implantation von Fremdmaterial, wie den Stimulationselektroden und auch dem Pulsgenerator, gehen immer mit einem geringen Risiko zu Infektionen einher. Daher neigen wir dazu, die Implantation von Elektroden und Stimulator etwa 6 Wochen nach der Muskeltransposition bzw. nach dem Durchzugsverfahren und der Muskeltransposition vorzunehmen. Des weiteren wird eine obligate systemische sowie lokale Antibiotikaprophylaxe durchgeführt.

Seccia: Das Ausmaß der Aufklärung ist von dem mit dem Eingriff assoziierten Vorgehen abhängig. Im Falle einer Muskeltransposition (bei fäkaler Inkontinenz) sollte über die Möglichkeiten der perinealen Infektion mit der sich daraus ergebenden Notwendigkeit eines Drainageverfahrens, der Explantation des Systems bzw. der Möglichkeit einer notwendigen fäkalen Diversion informiert werden.

Christiansen: Besonders bei der Implantation des künstlichen Sphinkters muß über die Möglichkeit der Infektion, aber auch der Störung der Rektumentleerung aufgeklärt werden. Zu dieser kann es auch dann kommen, wenn keine offensichtlichen anatomischen Obstruktionen im Analkanal erkennbar sind.

Schiessel: Grundsätzlich ist die Komplikationsneigung bei Sphinkterersatz wegen fäkaler Inkontinenz als geringer anzusehen als bei Patienten, die eine totale anorektale Rekonstruktion erhalten. Bei beiden Patientengruppen ist die potentielle Möglichkeit der Infektion des implantierten Fremdmaterials vorhanden, welche wir jedoch im eigenen Patientengut (n = 32) nicht beobachten mußten. Als Vorbeugung sehen wir neben der obligaten kolorektalen Vorbereitung und systemischen Antibiotikaprophylaxe die Implantation von Gentamycin-imprägnierten Kollagenschwämmen (Sulmycin-Implant, Aesca, Traiskirchen, Österreich, oder Septocol, Merck, Darmstadt), welche lokal hohe und effektive Gentamycin-Spiegel erzeugen. Bei der totalen anorektalen Rekonstruktion muß die Verletzung des Rektums durch zu starke Spannung der Muskelschlinge als mögliche Frühkomplikation angeführt werden. Während wir bei Patienten mit fäkaler Inkontinenz kein obligates protektives Stoma anlegen, ist dies bei allen Betroffenen mit totaler anorektaler Rekonstruktion der Fall. Nach erfolgreicher Muskeltransformation und vorgeplantem Kolostomieverschluß wird eine Untersuchung mit wasserlöslichem Kontrastmittel über den abführenden Schenkel der Kolostomie zum Ausschluß einer eventuellen Verletzung des Neorektums vorgenommen. Patienten mit totaler anorektaler Rekonstruktion nach APR müssen über die Möglichkeit von Defäkationsstörungen aufgeklärt werden. Dieses Problem der insuffizienten Entleerung wird von allen Autoren, bei denen die Methode des Sphinkterersatzes in dieser Indikation zur Anwendung gekommen ist, erwähnt. Der Patient muß weiterhin darüber aufgeklärt werden, daß er nach Kolostomieverschluß eventuell regelmäßige Einläufe zur Stimulation der Defäkation durchführen muß, mit dieser Maßnahme sowie mit einem erfolgreichen Muskelersatz jedoch ein ausgezeichnetes Kontinenzergebnis erreicht.

Girona: Neben den üblichen allgemeinen Komplikationen sind es typische Komplikationen der Gracilisplastik. Sie lassen sich einteilen in infektiöse, insbesondere perianale, bis hin zu einer Perforation der Gracilissehne in den Analkanal mit der nachfolgenden Notwendigkeit einer Kolostomie-Anlage, Infektionen im Bereich der Elektroden oder des Schrittmachers, die gegebenenfalls auch eine Explantation des Fremdmaterials erfordern, in technische Komplikationen, wie z.B. Elektroden- oder Schrittmacherdislokation und Kabelbruch, sowie funktionelle Komplikationen, wie Entleerungsstörungen mit z.B. nachfolgender Überlaufkontinenz, weitere Inkontinenz trotz Operation, Schwellneigung und Schmerzen am Ober- und Unterschenkel des transponierten Gracilismuskels.

5. Frage: Wie sollen die funktionellen Ergebnisse beurteilt werden? Wie definieren und bewerten Sie die Inkontinenz nach Sphinkterersatz?

Baeten: Funktionelle Ergebnisse nach der totalen anorektalen Rekonstruktion sollten mit regelmäßiger analer Manometrie, Defäkographie und Untersuchungen zur Lebensqualität evaluiert werden. Bei einigen Patienten wird die Obstipation im Vordergrund stehen, die durch einen einfachen Inkontinenzscore nicht erfaßt werden kann. Wir sehen zur Zeit kein perfektes Beurteilungssystem. Im allgemeinen wird an unserer Abteilung der Williams-Score angewendet, der nur den Verlust von Flatus sowie flüssigem und festem Stuhl wertet, aber keine Quantifizierung der Inkontinenzepisoden angibt. Dies ist zwar bei anderen Systemen der Fall, wobei jedoch durch Veränderungen der Stuhlkontinenz (z. B. Diarrhö) das Ergebnis verfälscht werden kann. Die wichtigste und essentielle Frage ist, wie der Patient nach dem Verfahren zufrieden ist, ob er soziale Kontakte aufrechterhalten und ob er seinen Aktivitäten ohne die Notwendigkeit einer Windel oder Einlage nachgehen kann.

Christiansen: Funktionelle Resultate sollten mittels einer Inkontinenzskala dem präoperativen Zustand gegenübergestellt werden. Wir verwenden die modifizierte Williams-Skala, welche einfach und leicht handhabbar ist. Ebenso können jedoch kompliziertere Systeme, wie z. B. von Wexner et al. publiziert, angewandt werden. Da die Ergebnisse der dynamischen Gracilisplastik, aber auch des künstlichen Sphinkters, mit einem Ansteigen des Ruhe- und Kontraktionsdrucks einhergehen, sollte eine Sphinktermanometrie im Rahmen der Nachsorge dieser Patienten vorgenommen werden.

Seccia: Neben der klinischen Begutachtung verwenden wir Kontinenztagebücher, welche vom Patienten ausgefüllt und im Rahmen der Nachsorge bei uns ausgewertet werden. Ebenso gelangt die Sphinktermanometrie zur Anwendung. Wir benutzen weiterhin die Kontinenzbeurteilung nach Williams, wobei diese Ergebnisse immer in Korrelation mit der Auswirkung auf den sozialen Bereich des Patienten gebracht werden müssen. So werden z. B. unregelmäßige Inkontinenzepisoden, welche ohne jeglichen Einfluß auf die Lebensqualität des Patienten sind, von Williams als Inkontinenz gewertet. Unsere eigene Erfahrung mit der dynamischen, elektrostimulierten Gracilisplastik bezieht sich zur Zeit auf 31 Patienten, welche wegen fäkaler Inkontinenz operiert wurden.

Schiessel: Grundsätzlich sollte der Sphinkterersatz in gleicher Weise beurteilt werden wie andere Maßnahmen zur Wiederherstellung der Kontinenzfunktion. An unserer Abteilung kommt sowohl die Sphinktermanometrie als auch die regelmäßige klinische Evaluierung der Patienten zur Anwendung. Auch wir sehen den Kontinenzscore nach Williams als einfaches reproduzierbares Mittel zur klinischen Quantifizierung des funktionellen Ergebnisses an, wobei wir jedoch zwischen Patienten, welche wegen fäkaler Inkontinenz operiert wurden, und denjenigen nach totaler anorektaler Rekonstruktion unterscheiden. Besonders bei der letzteren Gruppe ist die subjektive Beurteilung des Patienten hinsichtlich seiner Lebenssituation nach dem Sphinkterersatz dem Scoring-System vorzuziehen. Wir halten daher die Einführung standardisierter Lebensqualitätsuntersuchungen für diese Betroffenen für sinnvoll. In diesem Zusammenhang ist eine jüngst erschienene Publikation der Arbeitsgruppe um Williams erwähnenswert. Daraus ist zu ersehen, daß bei insgesamt 12 Patienten mit totaler anorektaler Rekonstruktion kein einziger einen Score von 1 oder 2 (= kontinent nach der Williams-Skala) erreichte, jedoch 7 Patienten sich mit den funktionellen Ergebnissen zufrieden zeigten und eine Anlage eines permanenten abdominalen Stomas ablehnten.

Girona: Bei den regelmäßigen postoperativen Kontrollen wird eine Untersuchung und Befragung vorgenommen und der Kontinenzscore nach Wexner in einer Skala von 0–20 angewandt. Zwischen Februar 1995 und Februar 1997 wurde insgesamt 23mal eine Gracilisplastik durchgeführt – mit einem positiven Ergebnis bei 15 und einem Mißerfolg bei 6 Patienten. Zwei weitere Patienten warten noch auf die Schrittmacherimplantation bzw. befinden sich im Muskelaufbautraining. Bei einer Patientin mit einem Rektumkarzinom T3 N0 wurde eine doppelseitige dynamische Gracilisplastik durchgeführt. Nach Nekrose des nach perineal durchgezogenen Kolons und erneuter Revision mit Wiederholung des Durchzugs konnte die im nächsten operativen Schritt angelegte Kolostomie zurückverlegt werden; das funktionelle Ergebnis ist sehr gut. In einem Fall wurde bei einem Patienten mit einer posttraumatischen Inkontinenz ein künstlicher Schließmuskel mit einem guten funktionellen Ergebnis angelegt.

Teilnehmer

Prof. Dr. C. Baeten
Academic Hospital Maastricht
Department of Surgery
P. O. Box 58 00
6202 AZ Maastricht, Niederlande

Prof. Dr. J. Christiansen
Herlev Hospital/University of Copenhagen
Department of Surgery
75 Herlev Ringvej
DK-2730 Herlev

Prof. Dr. J. Girona
Chirurgie II, Proktologische Klinik
Prosper Hospital Recklinghausen
D-45655 Recklinghausen

Univ.-Prof. Dr. R. Schiessel
Ludwig Boltzmann Institut für Chirurgische Onkologie
Chirurgische Abteilung
Donauspital/SMZ-Ost
Langobardenstraße 122
A-1220 Wien

Prof. Dr. M. Seccia
Universita degli Studi di Pisa
Chirurgia d'urgenza e pronto soccorso
Via Roma 57
I-56100 Pisa

Chirurgische Gastroenterologie
mit interdisziplinären Gesprächen

Industrieforum · Industrial Forum

Chir Gastroenterol 1997;13:243–244

ENDO CLUB NORD: ENDOSKOPIE 1997

Hamburg. Ambulante Blutstillung, Steinbehandlung, Krebsprävention und -früherkennung und nicht zuletzt zuverlässige Diagnostik sind ein Ausschnitt aus den vielfältigen Anwendungsbereichen und Möglichkeiten der gastroenterologischen Endoskopie. Mit der Gründung des ENDO CLUB NORD 1991 haben sich drei Hamburger Experten dieser Disziplin zum Ziel gesetzt, ihr Know how praxisnah an Kollegen weiterzugeben. Anläßlich eines Expertengesprächs am 5. Juni 1997 in Hamburg nahmen die drei Initiatoren des ENDO CLUB NORD, die Professoren Friedrich Hagenmüller, Nib Soehendra und Dietmar Wurbs, zu den Chancen der gastroenterologischen Endoskopie sowie den Ideen, Zielen und dem Engagement dieser Einrichtung Stellung.

Wo zuvor meist risikoreiche Operationen notwendig waren, sind heute viele Eingriffe im Gastrointestinaltrakt ambulant auf endoskopischem Wege durchführbar. «Während Blutungen des oberen Verdauungstrakts früher nur durch eine Operation mit einem hohen Mortalitätsrisiko (20%) zu beheben waren, lassen sich heute 85% aller akuten Blutungen mittels endoskopischer Verfahren sicher und komplikationsarm zum Stillstand bringen», so Soehendra. «Metaanalysenstudien belegen, daß die endoskopische Blutstillung zu einem deutlichen Rückgang der Rezidivblutungen, der Zahl der Operationen und Todesfälle durch diese lebensbedrohliche Notfallsituation geführt hat».

Insbesondere zur Früherkennung und Prävention von bösartigen Tumoren im Verdauungstrakt liefert die Endoskopie heute unverzichtbare Dienste: zuverlässige Diagnose und Stadienbeurteilung sowie kurative Heilung von gutartigen Vorläuferläsionen oder Frühkrebsen durch endoskopische Abtragung. Die Mehrzahl der colorectalen Carcinome ließe sich, so Wurbs, durch Vorsorgeprogramme frühzeitig erkennen und vermeiden. Laut der National Polyp Study, USA, können Coloncarcinome bei Risikogruppen durch coloskopische Überwachung und Polypektomie, die endoskopische Abtragung von Darmpolypen, bis zu 90% vermieden werden. Einer der häufigsten malignen Tumoren und mit rund 30000 Todesfällen 1995 die zweithäufigste Krebstodesursache wäre somit in den Griff zu bekommen.

Auch das Ösophaguscarcinom ist im Frühstadium noch heilbar. Hagenmüller: «Krebsvorstufen können endoskopisch mit einer Schlinge abgetragen werden, eine riskante Radikaloperation läßt sich vermeiden und die Prognose wesentlich verbessern». Die Refluxösophagitis wurde lange Zeit als Risikofaktor für diesen Tumor unterschätzt, dessen Häufigkeit seit den 70er Jahren unter allen Tumoren am stärksten zugenommen hat, mit weiter steigender Tendenz. «Leider ist die Diagnose eines Frühkrebses der Speiseröhre in Deutschland meist ein Zufallsbefund», so Hagenmüller. In Japan dagegen werden bereits 15–20% der Carcinome im Frühstadium diagnostiziert.

Die Endoskopie-Teams um die Professoren des AK Altona, UK Eppendorf und AK Barmbeck setzen sich in diesem Sinne für die Verbreitung der gastroenterologischen Endoskopie ein. Am 7. und 8. November lädt der ENDO CLUB NORD zum 6. Mal zu seinem jährlich statfindenden Fortbildungskongreß ins CCH nach Hamburg ein: «Endoscopy '97» wird dank der Unterstützung durch den neuen Sponsor Byk Gulden international. Mit *Live*-Übertragungen von endoskopischen Eingriffen aus den 3 Kliniken während des Kongresses und direkten Fragemöglichkeiten bieten die Teams Einblick in die manuelle Technik und in die Tips und Tricks für die endoskopischen Anwendungen. Rekapitulationsmöglichkeiten und interaktive Diskussionsrunden laden zur konstruktiven Beteiligung ein und runden das Programm der Tagung ab.

«ENDO CLUB NORD – Wissenstransfer in der gastroenterologischen Endoskopie», 5. Juni 1997, Hamburg, Veranstalter: ENDO CLUB NORD, Hamburg, mit Unterstützung durch Byk Gulden, Konstanz.

CGC Cramer-Gesundheits-Consulting
Dr. Viola Bronsema, Tel. 0 69/31 40 53 18

Monika Feigenbutz, Tel. 0 69/31 40 53 21
Bolongarostraße 82
D-65929 Frankfurt am Main

Anämie bei Chemotherapie:

Erythropoetin verbessert die Lebensqualität der Krebspatienten auch bei ambulanter Therapie signifikant

Für viele Onkologen ist längst klar: Ihre Patienten sind zwar an einem Tumor erkrankt, leiden aber auch sehr stark unter den Nebenwirkungen der Krebstherapie. Aufgrund dieser bedrückenden Erkenntnis rücken seit Jahren Wirkstoffe ins Zentrum des medizinischen Interesses, die das Tumorleiden zwar nicht zu heilen vermögen, dafür aber die quälenden Nebenwirkungen der Behandlung lindern oder gar beseitigen. Ein besonderes Augenmerk richtet sich in jüngster Zeit auf die Fatigue, eine extreme Müdigkeit und Erschöpfung, die nach einer amerikanischen Patientenumfrage neben dem Schmerz das belastendste Symptom bei einer Krebserkrankung darstellt [1]. Die Ursache für die Müdigkeit ist oft die Anämie, die einerseits durch die Tumorerkrankung bewirkt wird, andererseits häufig zusätzlich durch den Einsatz von tumorhemmenden Wirkstoffen verstärkt wird. Aus diesem Grund haben sich zahlreiche klinische Studien mit den Auswirkungen der therapeutischen Gabe von Epoetin-alfa (EPO) beschäftigt [2–4]. Bei dem Wirkstoff handelt es sich um die gentechnisch produzierte Variante des körpereigenen Hormons Erythropoetin, das in der menschlichen Niere synthetisiert wird und im Knochenmark die Bildung der Erythrozyten anregt.

Hier sehen sich die Onkologen mit einem weiteren Dilemma konfrontiert: Bisher war die Frage kaum zu beantworten, ob die in sorgfältig überwachten klinischen Studien festgestellte Wirksamkeit der EPO-Therapie auch beim Einsatz im medizinischen Alltag des niedergelassenen Arztes zu einer Verbesserung der Lebensqualität führt. Diese Frage wurde kürzlich im renommierten *Journal of Clinical Oncology* [5] im Rahmen einer offenen klinischen Studie positiv beantwortet. Es wurde deutlich, daß sich die Lebensqualität der Patienten meist parallel zum Anstieg des Hämoglobin-(Hb)-Wertes verbesserte, in einigen Fällen auch dann, wenn es nur zu einem mäßigen Hb-Anstieg kam.

An der in den USA durchgeführten Untersuchung beteiligten sich 570 außerhalb von Kliniken tätige Onkologen mit 2342 Tumorpatienten. Das Studiendesign sah vor, daß die Patienten 4 Monate lang pro Woche mindestens 3mal 150 I.E. Epoetin-alfa/kg Körpergewicht (in Deutschland als Erypo® für die Anämie bei Tumorpatienten unter platinhaltiger Chemotherapie zugelassen) injiziert erhielten. Die Dosis konnte bei Nichtansprechen verdoppelt werden. Insgesamt vollendeten in der von Glaspy et al. [5] durchgeführten Studie 1047 Patienten volle 4 Monate der Behandlung. Hauptursachen für ein vorzeitiges Abbrechen waren der Tod des Patienten (n = 261) bzw. ein ausreichender Hb-Anstieg (n = 158).

Epoetin-alfa wurde gut toleriert: Bei weniger als 1% mußte die Therapie wegen Bluthochdruck abgebrochen werden. Bei der Studie wurden drei wichtige Fragen untersucht:

- Wie stark wird der zu niedrige Hb-Wert bei den anämischen Patienten angehoben?
- In welchem Ausmaß läßt sich die Notwendigkeit von Bluttransfusionen vermindern?
- Wie wirkt sich die Gabe von Epoetin-alfa auf die Lebensqualität der Patienten aus?

Es wurde deutlich, daß sich das bei Studienbeginn durchschnittlich bei 9,2 g/dl liegende Hb unter Epoetin-alfa bereits innerhalb von 4 Wochen um 1,1 g/dl verbesserte. Mehr als 53% der Patienten erzielten einen Hb-Anstieg von mindestens 2,0 g/dl innerhalb der 4monatigen Therapie. Ähnlich positiv entwickelte sich der Transfusionsbedarf: Die Patienten benötigten bereits nach dem ersten Therapiemonat signifikant seltener Bluttransfusionen. Dieses Ergebnis änderte sich bis zum Studienende nicht. Insgesamt kam es zu einem etwa 50%igen Rückgang der Zahl der transfusionsbedürftigen Patienten sowie einem gleich großen Rückgang der pro Patient und Monat benötigten Menge von Transfusionen. Dies ist ein großer Therapievorteil, da die Transfusionsrisiken trotz aller Vorsichtsmaßnahmen erheblich sind.
Für den Krebspatienten ist außerdem die Frage der Lebensqualität besonders wichtig. Mittlerweile ist gut belegt, daß der Kranke selbst diese zuverlässig einschätzen kann. Aus diesem Grund wurden in der vorliegenden Studie Analogskalen benutzt, mit deren Hilfe die Patienten zu Studienbeginn und am -ende protokollierten, wie sie ihre Lebensqualität beurteilten. Dabei wurde der Komplex Energie, Aktivität und gesamte Lebensqualität separat abgefragt.
Bei der statistischen Auswertung müssen angegebene Effekte von 0,20 als kleine, aber wichtige Veränderungen gedeutet werden. Veränderungen von 0,50 sind als mittelgradig und Effekte von 0,80 als groß zu bewerten. In der vorliegenden Studie wurden von den befragten Patienten, die die Epoetin-alfa-Therapie vollendeten (n = 1 047), Verbesserungen des Energieniveaus von durchschnittlich 0,83 angegeben. Bei dem Aktivitätsniveau gaben die Patienten Verbesserungen von 0,68 an und für die Gesamtveränderung der Lebensqualität einen Effekt von 0,60. Dabei wird besonders die Verbesserung der von den Patienten empfundenen verfügbaren Energie als wichtig bewertet. Diese Wirkung der Therapie ermöglicht es den überwiegend im häuslichen Umfeld lebenden Patientinnen (62%) und Patienten (38%), den Alltag weitgehend ohne fremde Hilfe zu bewältigen. Bei vielen Patientinnen sorgte der Therapieeffekt dafür, daß die Erkrankten ihren Haushalt selbst weiterführen und sich – ähnlich wie in gesunden Tagen – um ihre Familie kümmern konnten. Die Autoren der Studie wiesen abschließend darauf hin, daß die Zunahme der Lebensqualität nahezu ausschließlich vom Anstieg des individuellen Hb-Spiegels abhing und sich meist mit diesem parallel entwickelte. Epoetin-alfa verbesserte die Lebensqualität auch häufig bei den Patienten, die auf die verabreichte Chemotherapie nicht ansprachen und bei denen die Tumorerkrankung weiter voranschritt.

Literatur

1 Winningham M, Nail L, Barton Burke M, et al: Fatigue and the cancer experience: The state of the knowledge. Oncol Nurs Forum 1994;21:23–36.
2 Abels RI, Larholt KM, Krantz KD, Byrant EC: Recombinant human erythropoietin (R-HuEPO) for the treatment of the anemia of cancer; in Murphy MJ (ed): Blood Cell Growth Factors: Their Present and Future Use in Hematology and Oncology. Proceedings of the Beijing Symposium. Dayton, Ohio, Alpha Medical Press, 1991, pp 121–141.
3 Ludwig H, Pecherstorfer M, Leitgeb C, Fritz E: Recombinant human erythropoietin for the treatment of chronic anemia in multiple myeloma and squamous cell carcinoma. Stem cells 1993;11:348–355.
4 Dusenbery KE, McGuire WA, Holt PJ, Carson LF, Fowler JM, et al: Erythropoietin increases hemoglobin during radiation therapy for cervical cancer. Int J Rad Oncol Biol Phys 1994;29:1079–1084.
5 Glaspy J, Bukowski R, Steinberg D: Impact of therapy with Epoetin alfa on clinical outcomes in patients with nonmyeloid malignancies during cancer chemotherapy in community oncology practice. J Clin Oncol 1997;15:1218–1234.

Redaktion: Janssen-Cilag GmbH, Neuss
Fleishman-Hillard Germany GmbH
International Communications
Horst Lehmann
Hanauer Landstraße 182 c
D-60314 Frankfurt am Main
Tel. 0 69/40 57 02-13
Fax: 0 69/43 03 73

Pankreatische Elastase 1 im Stuhl
Sensitive und spezifische Diagnose von Mukoviszidose

In einer kürzlich in der renommierten Zeitschrift *Journal of Pediatric Gastroenterology and Nutrition* erschienenen Studie berichtet Prof. Henker aus der Universtätsklinik Dresden über seine Erfahrungen mit der Bestimmung der pankreatischen Elastase 1 im Stuhl für die Diagnose von Mukoviszidose [1]. Die Studie umfaßte 16 Mukoviszidosepatienten und 23 gesunde Kontrollen. Bei allen Mukoviszidosepatienten wurde zunächst der invasive Sektretin-Pankreozymintest durchgeführt, um die Pankreasfunktionsleistung zu überprüfen. Dieser Test gilt als Goldstandard. Die Elastase-1-Konzentrationen im Stuhl der beiden Gruppen unterschieden sich erheblich, und die diagnostische Effizienz ist sehr hoch (Tab. 1). Die Ergebnisse decken sich mit früheren Untersuchungen, in denen eine hervorragende Korrelation der Bestimmung der pankreatischen Elastase 1 im Stuhl mit dem invasiven Sektretin-Pankreozymintest beschrieben wird. Prof. Henker faßt seine Ergebnisse wie folgt zusammen: *«Die Bestimmung der Elastase 1 scheint sensitiver und spezifischer als andere nichtinvasive Pankreasfunktionstests zu sein. Auch ist eine Beurteilung der exokrinen Pankreasfunktion ohne Unterbrechung der Enzymsubstitution möglich.»*
Die Bestimmung der pankreatischen Elastase 1 im Stuhl wird von Laborfachärzten und Krankenhauslaboratorien durchgeführt und eignet sich hervorragend zur Abklärung von Verdachtsfällen auf Mukoviszidose (Gedeihstörungen, Infektanfälligkeit) und zur differentialdiagnostischen Abgrenzung gegenüber Lactoseintoleranz und Zoliakie.

Tab. 1 Elastase-1-Konzentration im Stuhl

	Elastase 1 Median (μg/g Stuhl)	Grenzwert bei 200 μg/g Stuhl
Mukoviszidosepatienten	24	96% Sensitivität
Kontrollen	1 272	100% Spezifität

Bei 16 Mukoviszidosepatienten und 23 Kontrollen wurde die Elastase-1-Konzentration im Stuhl bestimmt. Elastase-1-Konzentration <200 μg/g Stuhl sprechen für eine exokrine Pankreasinsuffizienz [nach 1].

Literatur

1 Soldan W, Henker J, Sprössig Ch: Sensitivity and Specificity of Quantitative Determination of Pancreatic Elastase 1 in Feces of Children. J Pediatr Gastroenterol Nutr 1997;24:53–55.
2 Doppl WE, Schnell-Kretschmer H, Sziegoleit A, Klör HU: Pankreaselastase 1 im Stuhl – ein neuer Parameter zur Funktionsdiagnostik des exokrinen Pankreas. Medwelt 1994;45:97–99.
3 Löser C, Möllgard A, Fölsch UR: Faecal elastase 1: A novel, highly sensitive, and specific tubeless pancreatic function test. Gut 1996;39:580–586.
4 Lipps G: Pankreatische Elastase 1 – sichere Diagnostik von chronischer und akuter Pankreatitis. Klinikarzt 1996;2:65–66.

ScheBo · Tech GmbH
Dr. Georg Lipps
Bahnhofstraße 6
D-35435 Wettenberg
Tel. 0 64 06/9 15 50

Chirurgische Gastroenterologie
mit interdisziplinären Gesprächen

Chir Gastroenterol 1997;13:245–252

Advanced Therapeutic Endoscopy
Editors: *J. Barkin, C. A. O'Phelan*
Raven Press, New York, 1994
434 p., US $ 175.50
ISBN 0-7817-0155-4

Das Buch «Advanced Therapeutic Endoscopy» erscheint innerhalb von vier Jahren zum zweiten Mal, was die Aktualität der behandelten Thematik unterstreicht. Diese geht auch aus dem zugenommenen Umfang hervor. In 48 (früher 30) Kapiteln werden allgemeine und besondere Fragen der operativen Endoskopie, die endoskopische Behandlung von Erkrankungen der Speiseröhre, die Hämostase, die Anwendung des Ultraschalls während der Endoskopie, die Behandlung von Erkrankungen des Magens, Dünn- und Dickdarms, dar Gallenwege und des Pankreas ausführlich besprochen. Außer den Herausgebern haben noch 52, auch international bekannte Endoskopiker, die sich jedoch auf den angloamerikanischen und europäischen Raum beschränken, ein weiteres Spektrum therapeutischer Möglichkeiten der Endoskopie analysiert, die den neuesten und am meisten innovativen Stand der Techniken präsentieren.
Vier Anfangskapitel sind der einfachen Einführung des Gastroskops, einem Überblick über die geläufige Laser-Behandlung, der Patientenüberwachung während der Endoskopie und Aspekten in der pädiatrischen Endoskopie gewidmet. Daran schließt sich ein Kapitel über die Speiseröhre an mit Besprechung der Injektion von Krebsen, selbstexpandierenden Stents zur Palliativbehandlung von malignen Engen und ösophagotrachealer Fisteln, der dynamischen Therapie der Speiseröhrenkrebse, der pneumatischen Dilatation der Achalasien und der Ballondilatation von Stenosen. Es folgt ein Kapitel über Hämostase gastrointestinaler Blutungen in Speiseröhre und Magen mit Erörterung der Varizenligatur und -sklerosierung sowie der injektionsthermischen Behandlung derselben. Daran schließt sich die Besprechung der Bedeutung der endoskopischen Sonographie im Magen-Darm-Trakt an. Beim Magen werden als neue Techniken die Entfernung von Fremdkörpern und die Anlage von perkutan-endoskopischen Gastrostomien vorgestellt. Eine vergleichbare Technik gibt es auch für den Dünndarm; die Endoskopie desselben ist heute durch «Pushtype»- oder Sondenenteroskope möglich. Schwerpunkte dieses Buches bilden die Abhandlungen der therapeutischen Endoskopie des Kolons und der Gallenwege. Die bei vielen Gastroenterologen in den Hintergrund gedrängte diagnostische und therapeutische Laparoskopie wird im vorletzten Kapitel abgehandelt, gefolgt von der sich immer mehr entwickelnden therapeutischen Endoskopie der Bauchspeicheldrüse.
Das Buch spiegelt die interdisziplinäre Rolle der therapeutischen Endoskopie wider, die insbesondere in medizinischen und chirurgischen Kliniken unverzichtbar ist. Es kann ohne Einschränkung jedem Endoskopiker empfohlen werden, der die neuesten endoskopischen Techniken beherrscht, die dabei notwendigen Tricks und Schwierigkeiten, mit denen er gelegentlich konfrontiert wird, überwinden wird. Auch Ärztinnen und Ärzte der Nachbardisziplinen werden dieses Buch mit großem Gewinn lesen. Es ist hervorragend mit schönem Anschauungsmaterial, wovon ein Drittel farbige Abbildungen sind, wissenschaftlich relevanten Tabellen und bewußt beschränktem, aber absolut notwenigem Literaturverzeichnis ausgestattet. Bei Berücksichtigung dieser sehr guten Ausstattung ist der Preis angemessen. Das Buch sollte für Bibliotheken von Universitätskliniken, größeren Krankenhäusern und Endoskopiezentren angeschafft werden. Jeder endoskopisch tätige Arzt wird von seiner Lektüre profitieren.

K.-J. Paquet, Bad Kissingen

Differenzialdiagnostisches Kompendium
Herausgeber: *J. Horny*
Basel, Karger, 1994
XVI + 172 S., broschiert, SFr. 32,–; DM 38,–; US $ 25.75
ISBN 3-8055-6075-3

Das Taschenbuch «Differentialdiagnostisches Kompendium», das nach 12jähriger Pause in seiner 4. Auflage erschien, ist eine umfangreiche Sammlung differentialdiagnostischer Stichworte, die nach ätiologischen und pathophysiologischen Gesichtspunkten geordnet sind. Auf ausformulierten Text ist vollständig verzichtet worden. Das Kompendium behandelt in 3 Abschnitten die Differentialdiagnosen der Symptome, der organspezifischen Befunde und Krankheiten sowie der Labor- und Röntgenbefunde.
Im ersten Kapitel sind die allgemeinen Krankheitssymptome wie Fieber, Schlafstörungen, Eß- und Gewichtsverhalten sowie Schmerzen zusammengestellt. Es folgen die spezifischen Symptome bei Herz-Kreislauf-Erkrankungen, Verdauungskrankheiten, rheumatologischen, neurologischen und dermatologischen Erkrankungen. Stichwortartig sind alle Erkrankungen aufgeführt, die mit einem bestimmten Symptom einhergehen können. Im Kapitel «Differentialdiagnose der Befunde und Krankheiten» werden organspezifische Symptome und Erkrankungen stichwortartig mit ihrer Pathogenese oder Symptomatologie untersetzt. Labor- und Röntgenbefunde sind entsprechend aufgearbeitet. Bei der Fülle von Begriffen, die weite Bereiche der Medizin betreffen, können kleinere Unkorrektheiten nicht ausbleiben. So sollten Begriffe wie Banti-Syndrom, Retothelsarkom oder chronische Myelose nicht verwendet werden. Der Begriff Refluxösophagitis wird mehrfach aufgeführt, die Refluxkrankheit bleibt jedoch unerwähnt. – Das Kompendium kann und will kein Lehrbuch ersetzen. Es wird aber stets eine rasche Hilfe sein, wenn ein Arzt sich fragt: «Was kann

Fax (07 61) 4 52 07 14
http://www.karger.ch

dieses Symptom noch bedeuten?» Dann wird er viele Stichworte finden, die auch an seltene Ursachen erinnern. Das Kompendium ist für Medizinstudenten eine Ergänzung zur Propädeutik der Inneren Medizin. Dem praktizierenden Arzt wird es helfen, seine differentialdiagnostischen Überlegungen zu überprüfen oder zu erweitern. *S. Liebe,* Rostock

Pankreatitisfibel

Herausgeber: *P. G. Lankisch, M. Büchler, J. Mössner, S. Müller-Lissner*

Springer, Berlin, 1994

65 S., 31 Abb., 10 Tab., DM 20.–

ISBN 3-540-56647-3

Die vorliegende Fibel über die Pankreatitis ist in erster Linie an den praktisch tätigen Arzt gerichtet und soll in kurzer Zeit möglichst umfassende Informationen zu der Thematik bieten.
Den schematischen Übersichten wird auf der gegenüberliegenden Buchseite jeweils eine Erläuterung durch den Text gegenübergestellt. Der Definition der Pankreatitis folgt ein kurzer Abriß der Physiologie. Im weiteren wird dann in akute und chronische Pankreatitis unterteilt und das jeweilige Gebiet hinsichtlich Ätiologie, Pathogenese, Inzidenz, Verlauf, Prognose, Diagnostik sowie Therapie dargestellt. Bei der Therapie werden sowohl die interdisziplinäre Behandlung als auch das rein praktische Vorgehen berücksichtigt. Die Thematik wird durch Bildmaterial wie Sonographie-, Computertomographie- und ERCP-Fotos illustriert, die Physiologie sowie einige Operationsverfahren werden kurz skizziert. Bei den diagnostischen Verfahren werden die Indikationen, Aussagefähigkeit und Nachteile gewertet. Hierbei gelingt es den Autoren, das selbstgesteckte Ziel zu verwirklichen, nämlich dem Arzt in kurzer Zeit einen aktuellen, leicht verständlichen Überblick über das Krankheitsbild Pankreatitis zu geben. Der Preis des Buches ist dem Aufwand gerecht. *H.-G. Marks,* Bad Kissingen

Pankreaserkrankungen

Herausgeber: *M. W. Büchler, W. Uhl, P. Malfertheiner*

Basel, Karger, 1996

186 S., 130 Abb., davon 28 farbig, 76 Tab., gebunden, DM 93,–

ISBN 3-8055-6141-5

Die Autoren, zwei Chirurgen und ein Internist bzw. Gastroenterologe, die sich seit über einem Jahrzehnt mit der Bauchspeicheldrüse intensiv befassen, haben ihre vielfältigen Erfahrungen aus verschiedenen Blickwinkeln in einer Kurzdarstellung zusammengefaßt. Das Buch beschränkt sich auf drei wesentliche Krankheitsbilder: akute Pankreatitis, chronische Pankreatitis und Pankreastumoren. Bei der Darstellung dieser Krankheitsbilder werden vorwiegend klinische Aspekte behandelt. Grundlagenwissenschaftliche Betrachtungen werden nur am Rande angestellt und insbesondere dann intensiviert, wenn sie für das Verständnis der Krankheitsbilder notwendig sind.
Das Buch ist didaktisch hervorragend gegliedert. Der Text ist ebenfalls knapp und pragmatisch formuliert. Ergänzt wird diese Gliederung durch übersichtliche Tabellen in ansprechenden, blau gehaltenen Schemazeichnungen und durch besonders interessante Ultraschall- und Röntgenaufnahmen. Im Anhang werden die wichtigsten operativen Verfahren beschrieben bzw. schematisch abgebildet, damit sich auch der Nichtchirurg eine Vorstellung von den manchmal komplizierten Opertionsverfahren an der Bauchspeicheldrüse machen kann. Das Ziel des Buches, den Inhalt so einfach und überzeugend wie möglich darzustellen und das für die Praxis Wichtige dabei herauszuarbeiten, wird erreicht. Das Buch richtet sich an Studenten in den klinischen Semestern sowie an Weiterbildung interessierte Ärzte in Klinik und Praxis der Allgemeinmedizin, Inneren Medizin, Chirurgie und Radiologie. Jeder Arzt dieser Fachrichtung, der eine knappe und übersichtliche Information wünscht, wird gern nach diesem Buch greifen. Der Preis ist allerdings an der oberen Schmerzgrenze. *K.-J. Paquet,* Stendal

Operationslehre in der Endoskopischen Chirurgie, Band 1 und 2

Herausgeber: *G. Bueß, A. Cuschieri, J. Périssat*

Springer, Heidelberg

Band 1 DM 298,–, Band 2 DM 298,–

ISBN 3-540-59230-X und ISBN 3-450-56809-3

Die Operationslehre der Endoskopischen Chirurgie Band 1 und Band 2, herausgegeben von G. Bueß, A. Cuschieri und J. Périssat, sind der sich rasch weiterentwickelnden und sich zunehmend ausbreitenden Fachrichtung der minimal invasiven Chirurgie oder endoskopischen Chirurgie gewidmet. Diese beiden Bände verdienen die Bezeichnung einer endoskopischen Operationslehre zu Recht, da es sich hierbei um ein umfassendes Kompendium des derzeitigen Wissensstandes der minimal invasiven Chirurgie handelt. Die einzelnen Kapitel, die systematisch aufgebaut sind, wurden von Autoren geschrieben, die auf ihren Spezialgebieten Pioniere von Weltruf sind. Band 1 gliedert sich in einen allgemeinen Teil, der sich mit der Definition des Spektrums der endoskopischen Chirurgie, dem notwendigen Instrumentarium und der Technologie für endoskopische Chirurgie auseinandersetzt. Weiter werden Trainingseinrichtungen für endoskopische Chirurgie und die endoskopischen Grundtechniken besprochen. Schrittweise werden die einzelnen, heute endoskopisch möglichen Operationstechniken an thorakalen Organen (Sympathektomie, Vagotomie, Lungenresektionen, Perikardresektionen, Ösophagomyotomie und die periviszerale endoskopische Ösophagektomie) erörtert. Das Spektrum der Eingriffe im Bauchraum umfaßt von der laparoskopischen Adhäsiolyse über die Appendektomie Eingriffe wie Leistenhernienoperationen, Rektum- und Kolonchirurgie, laparoskopische Vagotomie, Antirefluxchirurgie und Kardiomyotomie bei Achalasie. Zusätzlich werden laparoskopisch-diagnostische Maßnahmen aufgeführt und diskutiert.

Im 2. Band der endoskopischen Operationslehre werden aktuelle Weiterentwicklungen in den einzelnen Organsbereichen besprochen. Vorzuheben sind insbesondere laparoskopische Eingriffe an den Gallenwegen, laparoskopische Splenektomie und laparoskopische Leberchirurgie. Beide Bände zeichnen sich durch einen logischen und didaktisch hervorragenden Aufbau aus und sind mit einer Fülle von Abbildungen ausgestattet, so daß dem Anfänger sowie auch dem fortgeschrittenen laparoskopischen Chirurgen die einzelnen Operationsschritte eindrücklich und systematisch vorgeführt werden. Die Autoren der einzelnen Kapitel setzten sich kritisch mit der Indikationsstellung für laparoskopische Eingriffe in den einzelnen Organbereichen auseinander, und es wird immer wieder betont, daß die laparoskopisch-chirurgischen Techniken bzw. das Operationsziel unbedingt mit der konventionellen Chirurgie konform gehen müssen. Für jeden Chirurgen, der sich mit den neuen laparoskopischen Techniken vertraut machen will, sind diese Bände ein einzigartiger, wichtiger Begleiter, dessen klarer Text, eindrucksvolle Illustrationen und didaktischer Aufbau den modernsten Anforderungen auf dem Gebiet der endoskopischen Chirurgie gerecht werden. Der Preis ist angemessen.

K. Glaser, Innsbruck

Manual of Clinical Oncology

6th edition

Editor: *R. R. Love,* Assoc. Editors: *F. X. Bosch, P. G. Gill, Ch. R. Hamilton, D. K. Hossfeld, C. D. Shermann jr.*

Springer, Berlin, 1994

605 p., 109 fig., numerous tab., DM 98,–

ISBN 3-540-58193-6

Über 50 internationale medizinisch-onkologische Spezialisten haben dazu beigetragen, das notwendige Basiswissen über Krebs, seine mögliche Entstehung, Diagnose und Therapie einschließlich Alternativen in zwei Teilen mit 40 Kapiteln auf 600 Seiten zusammenzutragen. Jeder Arzt sollte sich weltweit über den aktuellen Stand der Krebsentstehung und -behandlung informieren und sein möglichst umfassendes und ständig aktualisiertes Wissen an seine Patienten und Kollegen weitergeben. Für diesen Anspruch bietet das Buch eine hervorragende Grundlage. Es genügt dem Anspruch «in der Kürze liegt die Würze», da es in Taschenbuchform ein komprimiertes, aber reiches und im Detail pragmatisches Wissen, wie es die Ärzte benötigen, anbietet. Darin eingeschlossen ist die Kenntnis der Grundlagen einschließlich ihrer Erforschung, wobei insbesondere Genetik, Pathologie, Anatomie und Physiologie herausragen. Zwischen Grundlagen, Grundlagenforschung, Klinik, Diagnostik und Therapie ist ein ausgewogenes Maß vorhanden. Eingeschlossen ist auch die Besprechung von Verhütung, Früherkennung, Palliativ-Therapie und Alternativ-Verfahren, soweit sie sich durchgesetzt haben oder vielversprechende Ansätze aufweisen. Das Buch kann ohne Einschränkung Medizinstudenten und Ärzten in der ganzen Welt empfohlen werden. Sein Preis ist günstig bis angemessen.

K.-J. Paquet, Bad Kissingen

Symtomorientierte onkologische Therapie

Ein Leitfaden zur onkologischen Behandlung

Herausgeber: *M. Kloke, N. de Stoutz*

Springer, Berlin, 1995

150 S., 2 Abb., brosch. DM 24,–

ISBN 3-540-58239-8

Die mittlere Lebenserwartung des Menschen in unserer Gesellschaft steigt kontinuierlich an. Der Anteil der über 65jährigen wird in der Bundesrepublik im Jahre 2000 auf über 25% prognostiziert. Zwangsläufig ist damit der Weg der *geriatirischen Medizin* nicht nur vorprogrammiert, sondern stellt eine logische Konsequenz dar. Damit verbunden ist die steigende Zahl der alten Menschen, die häufig an einer malignen Grunderkrankung leiden. Wurde früher der Erfolg und der Fortschritt der *onkologischen Therapie* an der Steigerung von Heilungsraten und der signifikanten Verlängerung von Überlebenszeiten gemessen, so ist der *Begriff der Lebensqualität* auch bei unheilbar kranken Menschen immer mehr in den Vordergrund gerückt. Hierbei kommt der *palliativen, symptomorientierten Therapie* große Bedeutung zu. Im vorliegenden Kompendium werden nach Symptomen geordnete aktuelle Therapievorschläge vorgestellt. Gegliedert nach den morphologischen/funktionellen Organsystemen werden die häufigsten *Symptome des Gastrointestinal-, Respirations- und Urogenitaltraktes* behandelt. Dabei werden die *Ätiologie* und *Pathogenese/Diagnostik* nur stichwortartig erwähnt, um etwas ausführlicher auf die *Dosierung und Nebenwirkungen der Medikamente* einzugehen. Ein eigenes Kapitel ist *chronischen Schmerzen* und den häufig im terminalen Stadium einer malignen Erkrankung anzutreffenden *Allgemeinsymptomen* gewidmet. Im Anhang werden *Hinweise zur Btm-Verschreibung* am Beispiel von Morphium gegeben. Das Buch schließt mit einer *Liste der gebräuchlichsten Arzneistoffe* und der im deutschsprachigen europäischen Raum verwendeten *Handelsnamen* ab. Das Buch orientiert sich an alle im Krankenhaus/in der Arztpraxis tätigen Personen, deren Ziel es ist, die Symptome ihrer Kranken zu lindern. Durch die klare Gliederung, Übersichtlichkeit und sparsamen Text stellt es einen praktischen und nützlichen Ratgeber besonders für die Berufsanfänger (Medizin/Pflegepersonal) dar. Das Buch ist eine Pflichtlektüre für jeden Arzt am Anfang seiner klinischen Tätigkeit, der die Lebensqualität seiner Patienten – gemessen an der effektiven symptomorientierten Linderung der Beschwerden – hochhalten will. Der Preis ist angemessen.

R. A. O. Sonak, Bad Kissingen

Minimal invasive Chirurgie – Grundlagen, Technik, Ergebnisse
Herausgeber: *A. Pier, E. Schippers*
Thieme, Stuttgart, 1995
375 S., 288, meist farb. Abb. in 754 Einzeldarstellungen, 49 Tab., DM 300,–
ISBN 3-13-133201-8

Das vorliegende Buch gibt eine umfassende Darstellung der laparoskopischen Operationsmöglichkeiten. Dabei wird der Bogen über den gynäkologischen, urologischen bis hin zum chirurgischen Fachbereich gespannt. Es fließen physiologische Aspekte, pathophysiologische und technische sowie historische Grundlagen mit ein. Am Beispiel der laparoskopischen Cholezystektomie ist eine entsprechende Qualifizierung möglich. Dabei werden neben den üblichen Unterteilungen Sachverhalte wie Hospitalisation, Arbeitsunfähigkeit, Kosten als Diskussionspunkte mit eingebracht. Zusammenfassend ist es den Autoren in hervorragender Weise gelungen, einen erschöpfenden Überblick über die gesamte laparoskopische Chirurgie zu geben, wenn auch manches Tabellensortiment oder manche Operationsanleitungen zu ausführlich erscheinen. Das Werk reiht sich somit in das fast schon nicht mehr überschaubare Angebot des Themengebietes der minimal invasiven Chirurgie nahtlos ein. Der Preis erscheint angemessen.

F. Janocha, Bad Kissingen

Grundlagen der laparoskopischen Chirurgie
Herausgeber: *B. Detter, H. Feußner*
Thieme, Stuttgart, 1995
200 S., 116 Abb. in 171 Einzeldarstellung, davon 40 farbig, DM 44,–
ISBN 3-13-134101-7

Bei dem vorliegenden Werk handelt es sich um einen grob orientierenden Leitfaden für das gesamte Operationsteam zu den Grundlagen der minimal invasiven Chirurgie. Da zwei Drittel des Textes Instrumentarium, apparative Vorbereitung und allgemeine Operationsvorbereitungen beinhalten, bietet es sich als kurzes Nachschlagewerk für alle an der Operation unmittelbar und mittelbar beteiligten Personen an. Der recht kurz gefaßte, allgemeine Operationsteil beinhaltet kurze Schilderungen zum Operationsziel, zur Lagerung und zur Operationstechnik mit präzisen Kurzbeschreibungen der einzelnen Arbeitsschritte. Zusammenfassend erfüllt das Taschenbuch die Intention der Autoren, einen Leitfaden für das gesamte Operationsteam zu geben. Auch der Chirurg kann sich die einzelnen Arbeitsschritte unmittelbar vor der Operation nochmals ins Gedächtnis rufen. Der Preis ist angemessen.

F. Janocha, Bad Kissingen

Gaslose laparoskopische Cholecystektomie
Video
Herausgeber: *Paolucci, C. N. Gutte, B. Schaeff, A. Encke*
Thieme Video-Forum, 1994
Laufzeit 15 min, DM 128,–
ISBN 3-13-797121-7 (VHS/PAL)

Die Autoren stellen in einem sehr instruktiven Video die Möglichkeiten der Laparoskopie, wobei sie sich vor allen Dingen auf die laparoskopische Cholecystektomie beschränken, ohne Pneumoperitoneum dar. Durch eine sparsame, supraumbilicale Mini-Laparotomie werden zwei lange Bügel, die an einen elektrisch beschriebenen Hebearm mit aufgesetztem Retraktor angeschlossen werden, in die Bauchhöhle eingeführt. Mittels dieser Maßnahme wird eine extreme Anhebung der Bauchwand erreicht; die Übersicht über die Oberbauchorgane ist ausgezeichnet. Typische Komplikationen des CO_2-Pneumoperitoneums werden verhindert. Es genügt eine Drei-Trokar-Technik. Der Sauger kann unbegrenzt eingesetzt werden; insbesondere die drei letzteren Maßnahmen scheinen die Operation im Vergleich zum Zugang mittels des Pneumoperitoneums zu erleichtern. Der Film ist sehr instruktiv und wird ohne Einschränkung empfohlen.

K.-J. Paquet, Bad Kissingen

Gastroenterologie und Hepatologie: Leitsymptome – Klinik – Therapie
Herausgeber: *R. Nilius, C. Rink*
Ullstein-Mosby, Berlin, 1995
Etwa 700 S., 717, z. T. farb. Abb., 199 Tab., DM 148,–
ISBN 3-86126-074-3

Das vorliegende Lehrbuch will einen praxisorientierten Überblick über die Differentialdiagnostik und Therapie in den Fachgebieten Gastroenterologie und Hepatologie geben. Einer praxisorientierten Vorgehensweise entspricht die Gliederung des Buches nach klinischen Leitsymptomen. Beginnend bei der Definition des jeweiligen Leitsymptoms wird das differentialdiagnostische Vorgehen beschrieben, übersichtlich ergänzt durch Tabellen und Algorithmen. Im Anschluß daran werden die Krankheitsbilder näher beschrieben, die dem jeweils führenden Leitsymptom zuzuordnen sind. Am Ende der Besprechung einer Krankheitsentität werden therapeutische Empfehlungen dargestellt, die dem aktuellen Kenntnisstand entsprechen. Aufgrund seiner übersichtlichen Konzeption ist das Buch als kompetente Hilfe bei differentialdiagnostischen Problemfällen in der Gastroenterologie und Hepatologie geeignet. Insbesondere der praktisch tätige Internist und Allgemeinmediziner wird hiervon profitieren. Der Preis des Buches ist günstig.

W. Schneider, Bad Kissingen

Hepatobiliar Malignancy: Its Multidisciplinary Management
Editor: *J. Terblanche*
Edward Arnold, London, 1994
672 p., $ 150.00

Dieses erstaunliche Buch von John Terblanche, einer internationalen Autorität in der chirurgischen und interdisziplinären Behandlung von Erkrankungen der Leber und der Gallenwege, erscheint zum falschen Zeitpunkt, nämlich im Zeitalter der nicht mehr finanzierbaren Medizin, da es einen hohen Anspruch an das Können und die verfügbaren Maßnahmen für das Wohl des Patienten stellt und darüber eine ausführliche und aktuelle Information bietet. Der Autor hat international bekannte Autoritäten für dieses originäre Buch, das in der Art des Titels: «Die vielseitig interdisziplinäre Behandlung von bösartigen Erkrankungen der Leber und der Gallenwege» einmalig ist, gewinnen können. Das Buch ist in fünf Sektionen aufgeteilt: bösartige Erkrankungen der Leber, der Gallenwege, chirurgische Technik, Lebertransplantation bei bösartigen Lebererkrankungen und palliative Behandlungsmöglichkeiten bei bösartigen Erkrankungen der Leber und der Gallenwege. Jedes Kapitel enthält an seinem Ende einen Überblick, der vom Herausgeber stammt. Schwach ist im Leberkrebskapitel die Abhandlung über das laparoskopische Vorgehen. Alle anderen Kapitel zeichnen sich durch Informationsbreite und -tiefe aus, die bei der internationalen Reputation der Autoren nicht verwundert; darüber hinaus ist der vielseitige interdisziplinäre Zugang zu den einzelnen Themen bzw. Krankheiten ebenso bemerkenswert wie die hohe Qualität der Tabellen und Zeichnungen. Da es sich um ein Buch von zahlreichen Autoren handelt, sind Überschneidungen unvermeidlich; sie tragen jedoch meistens zu einer Erweiterung der Information bei. In allen Kapiteln beschreiben die Autoren vorwiegend ihr eigenes Vorgehen, was auch einen Vorteil dieses Buches ausmacht. Wie oben bereits erwähnt, werden die einzelnen Kapitel durch den Herausgeber Terblanche koordiniert und logisch aufeinander abgestimmt.
Obwohl dieses Buch ein chirurgisches Übergewicht hat, wird es neben Abdominal-, Leber-, Gallenwegs- und Transplantationschirurgen auch die Kolleginnen und Kollegen der Nachbarwissenschaften, somit insbesondere Gastroenterologen, Hepatologen, Endoskopiker und Radiologen, interessieren und wird diesen ebenso wie den entsprechenden Krankenhausbibliotheken zur Anschaffung bzw. zur eifrigen Lektüre empfohlen. Der Preis ist angemessen.

K.-J. Paquet, Stendal

Principles of Laparoscopic Surgery
Basic and Advanced Techniques
Editors: *M. E. Arregui, R. J. Fitzgibbons, N. Katkhouda, J. B. McKernan, H. Reich*
Springer, Berlin, 1995
852 p., 688 fig., Hardcover, DM 328,–
ISBN 3-540-94236-X

Von der Innovation zu dem, was schließlich als Fortschritt gelten kann, bedarf es kritischer Bestandsaufnahmen, eines Überdenkens der Zielsetzungen, einer Selektion des Sinnvollen aus dem Angebot der Möglichkeiten. Voraussetzungen für kritische Bewertungen sind Distanz und Orientierung, Wissen und Urteilsvermögen; der ausschließlich Handelnde läuft Gefahr, sich blenden zu lassen. Das 1995 erschienene Buch mit dem Titel «Principles of Laparoscopic Surgery» ist in hervorragender Weise geeignet, das aktuelle Wissen über die laparoskopischen Operationsechniken zu vermitteln. Befaßt man sich mit diesen Buch, so ist es, als studiere man eine Operationslehre aus den 60er Jahren, wobei die Aktualisierung darin besteht, daß alles einheitlich durch das Laparoskop betrachtet wird. Die Methode liefert den roten Faden, der durch das nahezu unerschöpfliche Spektrum der Indikationen führt.
Das Buch ist in vier Sektionen gegliedert. Die erste Sektion macht mit den Prinzipien und den technischen Details der laparoskopischen Operationstechnik vertraut. Anästhesiologische Probleme werden ebenso angesprochen wie Nahttechniken, die Handhabung elektrischer Instrumente sowie Fragen der Sterilisation des Instrumentariums. Die Sektionen zwei und drei erläutern die Vorgehensweise und die jeweiligen operationstechnischen Besonderheiten der einzelnen Eingriffsarten im visceralen, thorakalen und gynäkologischen Bereich. Man erfährt, daß fast nichts unmöglich ist, man gewinnt eine Vorstellung von Technik und Akrobatik, von Fingerfertigkeit und auxiliären Gerätschaften, man wird an die jahrelangen Indikationserörterungen und Dispute erinnert, die sich angesichts der technischen Brillanz relativieren, man wird an Möglichkeiten herangeführt, die den Eindruck eines bereits erreichten Standards vermitteln, wo es in vielen Bereichen nicht mehr sein kann, als der Versuch eines Weges. Die vierte Sektion gibt einen Ausblick auf die in die Wirklichkeit hinein projizierte Zukunft: Ultraschall, Laser, Elektrohydraulik, Stereoskopie sind Begriffe, die ihre Anwendungsbereiche suchen und – aus technischer Sicht – auch finden werden. Die einzelnen Beiträge von insgesamt 133 Autoren sind klar in der Diktion, verständlich in der Vermittlung der Inhalte und informativ in der bildhaften Darstellung.
Das vorliegende Buch ist eine Herausforderung in jeder Beziehung. Es ist eine Absage an die inerte Geisteshaltung, die sich dem ausschließlich Gestrigen verpflichtet sieht; es ist eine Aufforderung an das Urteilsvermögen und an das verantwortete Bewußtsein, welches sich gleichermaßen die medizinischen, ethischen, nicht zuletzt auch ökonomischen Aufgaben zu vergegenwärtigen hat. Das Buch sollte zur Pflichtlektüre eines jeden Chirurgen gemacht werden. Es gibt das Wissen und alle Informationen, welche zur Urteilsfähigkeit und zur Orientierung auf die Zukunft hin notwendig sind. Es ist für das, was es bietet, erfreulich preiswert.

J. Horn, München

Sonokurs – Ein konzentrierter Refresherkurs über die gesamte Ultraschalldiagnostik

Herausgeber: *K. A. Jäger, R. Eichlisberger*

Basel, Karger, 1995

344 S., 178 Abb., 19 in Farbe, 63 Tab., brosch., DM 178,–

ISBN 3-8055-6104-0

Wie im Titel bereits zum Ausdruck gebracht, wenden sich die in Buchform vorliegenden Abhandlungen nicht an den Anfänger in der Ultraschalldiagnostik, sondern bereits an Anwender, an niedergelassene Ärzte. Gerade für sie ist es schwierig, die schnelle Entwicklung neuartiger Ultraschalltechniken (Duplex-Sonographie, Farbdoppler, dünne Ultraschallsonden etc.) für ihre Belange einzuordnen, d.h. ihre Indikationen und Wertigkeit für bestimmte Fragestellungen zu übersehen.

Obwohl an der Veröffentlichung 43 Autoren mitgewirkt haben, macht das Buch einen einheitlichen Eindruck. Wesentliche Überschneidungen kommen nicht vor. Das Werk berührt alle Einsatzgebiete der Ultraschalldiagnostik, d.h. auch die intraoperative Anwendung, die Gefäßdiagnostik, die Echokardiographie, die Lungensonographie, den Einsatz des Ultraschalls in der Pädiatrie, Gynäkologie und bei Erkrankungen der Stütz- und Bewegungsorgane sowie auch die interventionelle Sonographie. Außerdem werden die Grundlagen der Duplex-Sonographie dargestellt und Tips und Tricks für den Praktiker vermittelt. In einer zukünftigen Auflage müßte dann im Kapitel über diffuse und fokale Leberveränderungen auch die MRT entsprechende Berücksichtigung finden (1994 lagen noch keine entsprechenden umfangreichen Untersuchungen mit Einsatz verschiedener Kontrastmittel mit dieser Methode vor). Warum nicht: Schlußfolgerung statt Konklusion, Irrtümer statt pitfalls und in der Abb. 1 auf S. 19 nicht deutschsprachige bzw. lateinische Bezeichnungen?

Wie auch im Buch erwähnt, halten wir den Einsatz der Endosonographie in der Diagnostik der Linitis plastica und des Lymphoms des Magens sowie des M. Menetrier für außerordentlich wichtig, da selbst Biopsien mit der Jumbozange oder mit der Schlinge bei der Linitis plastica mitunter falsch-negativ ausfallen können. Das Buch ist in der Tat ein guter «Auffrischungskurs», der die breite Palette sonographischer Diagnostik und teilweise auch der beginnenden Therapie aktuell macht. Es ist nicht nur für den niedergelassenen Arzt, der die Ultraschalldiagnostik anwendet, sondern für alle Ärzte, die mit diagnostischen Aufgaben betraut sind, empfehlenswert.

Hernien

3., neubearbeitete und erweiterte Aufl.

Herausgeber: *V. Schumpelick*

Enke, Stuttgart, 1996

Hardcover, 353 S., 440 Abb., DM 198,–

ISBN 3-432-96133-2

Das Fach- und Lehrbuch «Hernien» von V. Schumpelick hat sich bereits nach seinem ersten Erscheinen im Jahr 1987 den Stellenplatz eines Standard-Werkes gesichert. Mit der Herausgabe der dritten Auflage festigt sich dieser Eindruck, mit seinem Inhalt, seiner Kompetenz und seiner profunden Darstellung wird er unstreitig. Es ist ein Buch, welches alles Wissenswerte über sämtliche Hernienarten in nicht zu überbietender Klarheit und Übersicht darstellt. Auf der Grundlage der anatomischen Pathologie werden alle Aspekte der Diagnostik, der operativen Technik, der begleitenden Maßnahmen und der Nachbehandlung ausführlich und prägnant behandelt. Daß der Leistenhernie insgesamt eine besondere Bedeutung beigemessen wird, erklärt sich nicht allein aus dem Umstand, daß sie die häufigste Hernienform darstellt, vielmehr muß gerade der Leistenhernie aus der Sicht der historischen Entwicklung und der didaktischen Zuordnung ein besonderer Stellenwert eingeräumt werden. Sie kann geradezu als Paradigma für eine sich inkohärent entwickelnde Operationstechnik, für manch überstürzten Innovationseifer und für manch konservatives Verharrensvermögen in der Abfolge sich verändernder pathophysiologischer Vorstellungen gelten. Das Buch erfüllt damit nicht nur die Voraussetzungen für ein gelungenes, modernes Lehrbuch, es appelliert vielmehr auch an die Reflektionsbereitschaft, die Selbstkritik und das Kulturbewußtsein eines praktizierenden Chirurgen.

Ausführlich und übersichtlich werden die Reparationsprinzipien der Leistenhernie und der Schenkelhernie dargestellt und die heute üblichen Methoden vor dem Hintergrund unterschiedlicher Bruchausprägungen gewertet. Der Incarceration ebenso wie der Rezidivhernie ist jeweils ein eigenes Kapitel gewidmet. Es schließt sich in einem weiteren Kapitel eine ausführliche Darstellung sämtlicher Bauchwandhernien an, die diagnostischen Besonderheiten wie die therapeutischen Reparationsmaßnamen gleichermaßen berücksichtigend. Weniger ausführlich, wenngleich mit einprägsamer Klarheit, werden die modernen laparoskopischen Verfahren abgehandelt; es wird ein Weg markiert, dessen abschließende Bewertung heute noch nicht möglich ist. In einem umfangreichen Ergebnisteil wird auf die verschiedenen Möglichkeiten der Komplikationen eingegangen, wobei es gleichermaßen darum geht, aufgetretene Komplikationen zu behandeln wie ihr Entstehen zu verhindern. Besonders dieses Kapitel macht deutlich, daß die Leistenhernie nicht nur wegen der Häufigkeit ihres Auftretens den Stellenwert eines Ausbildungseingriffes erhalten hat, lassen sich doch gerade bei dieser scheinbar «kleinen» Operation alle Prinzipien und Vorbedingungen der operativen Handhabung darstellen: anatomische Kenntnisse, Gewebshandhabung, Übersicht und Sorgfalt. Ein besonderes Augenmerk gilt der postoperativen Nachsorge mit umfangreichen Richtlinien und Empfehlungen für die Rekonvaleszenz und die Wiedereingliederung ins Berufsleben.

Abschließend folgt eine kritische Darstellung der Rezidivquoten unter Angabe der adäquaten Therapiemaßnahmen. Es handelt sich um ein Buch, welches alles Wissenswerte im Zusammenhang mit den Bauchwandhernien beinhaltet, welches in der Diktion und der bildhaften Darstellung äußerst informativ und verständlich ist. Das Buch gehört in die Hand eines jeden Chirurgen, ganz gleich, ob er noch in der Ausbildung steht oder ob er schon selbst zum Ausbildenden avanciert ist.

J. Horn, München

Interventionelle Radiologie

2., vollständig überarbeitete und erweiterte Aufl.
Herausgeber: *R. W. Günther, M. Thelen*
Thieme, Stuttgart, 1996
680 S., 428 Abb. in 566 Einzeldarst., 131 Tab., DM 448,–
ISBN 313-717602-6

Die erste Auflage dieses Buches erschien 1988 mit 518 Seiten, 39 Autoren, darunter 2 aus Amerika und einer aus der Schweiz. Die jetzige, Anfang 1996 erschienene 2. Auflage umfaßt dagegen 680 Seiten, 67 Autoren, davon neben Amerikanern und Schweizern jetzt auch Engländer, Kanadier und Spanier. In der Erweiterung des Umfangs und Autorenzahl spiegelt sich die rasche Entwicklung und Subspezialisierung in der interventionellen Radiologie wider. In den Einleitungskapiteln finden sich alle wichtigen allgemeinen Voraussetzungen: juristische Aspekte über die Aufklärung, Strahlenschutz, Hygiene, Patientenüberwachung, Physiologie und Pathophysiologie der Blutgerinnung und Antikoagulation. Neues Instrumentarium wird vorgestellt bis zur Angioskopie, intraluminalen Sonographie und den interventionellen MRT-gesteuerten Eingriffen. Aus der Vielzahl der speziellen Kapitel seien nur einige exemplarisch genannt: Die Besprechung der perkutanen Gefäßrekanalisation erfährt außer der Aktualisierung der bereits etablierten Techniken die sinnvolle Ergänzung durch neueste Erkenntnisse der Fibrinolyse, Thromb- und Atherektomie sowie der Stentimplantationen. Neben den bereits bekannten perkutanen Dauerkatheter- und Filterimplantationen wird die perkutane Shuntanlage (TIPSS) besonders gewürdigt. Breiten Raum finden auch die Beschreibungen der perkutanen Einriffe im Gastrointestinaltrakt und Tracheobrochialsystem. Die perkutane Neurolyse erfährt eine Aktualisierung und eine sinnvolle Erweiterung um die Schmerztherapie. Neu aufgezeigt werden die perkutane Bandscheibenbehandlung sowie seltene Skelettinterventionen. Wie bei der Erstausgabe schließt das Vielautorenbuch mit den perkutanen *diagnostischen* Punktionen, jetzt unter Hinzufügung ultraschallgezielter *therapeutischer* Verfahren ab. Insgesamt werden wohl alle gängigen radiologischen Interventionen in den Fachbereichen Innere Medizin, Chirurgie, Neurologie, Neurochirurgie, Urologie, Gynäkologie und Orthopädie behandelt.
Trotz der Autorenvielfalt sind die Kapitel und Artikel logisch und weitgehend einheitlich unterteilt und damit sehr übersichtlich gestaltet, ergänzt durch hervorragendes Bildmaterial, durch verständliche Legenden und übersichtliche Tabellen. Das Studium dieses Buches ist wegen seiner praxisbezogenen Wissensfülle für die interventionell radiologisch tätigen Kollegen erforderlich. Fachspezialisierten vieler Disziplinen hilft es in der richtigen Indikationsstellung für interventionelle Eingriffe. Der relativ hohe Preis kann eventuell eine weite Verbreitung des Buches verhindern. Sicherlich könnte diese Buch in englischer Sprache einen größeren Interessenkreis zu einem niedrigeren Preis erreichen.

J.-Fr. Kalk, Bad Kissingen

Hepatologie

2. Aufl.
Herausgeber: *W. Gerok, H. E. Blum*
Urban & Schwarzenberg, München, 1995
942 S., 196 Abb., 245 Tab., DM 398,–
ISBN 3-541-12272-2

Die zweite Auflage der «Hepatologie» strebt zwei Ziele an: 1. Der Leser soll über die Grundlagen der Leberfunktion und Leberkrankheiten informiert werden, wobei insbesondere die Bereiche Molekular- und Zellbiologie großen Stellenwert besitzen. 2. Es sollen Entscheidungshilfen und Anleitungen für das Vorgehen in Diagnostik und Therapie der Lebererkrankungen vermittelt werden. Beide Ziele erreicht das vorliegende Buch in hervorragender Weise. Sämtliche Themenkreise sind klar und übersichtlich gegliedert, die Verständlichkeit wird durch eine Vielzahl von Tabellen, Abbildungen und Flußdiagrammen erleichtert. Da die «Hepatologie» auf allen Gebieten den gesicherten aktuellen Kenntnisstand markiert, ist es für jeden mit Lebererkrankungen befaßten Kollegen unverzichtbar. Der Preis erscheint angemessen.

W. Schneider, Bad Kissingen

Intraabdominelle Infektionen

Herausgeber: *F. Köckerling, W. Hohenberger, W. Teichmann*
J. A. Barth, Heidelberg–Leipzig, 1996
246 S., 111 Abb., 94 Tab., gebunden, DM 98,–
ISBN 3-335-00478-7

Anläßlich der Emeritierung von Prof. Gall (Erlangen) fand ein Symposium zur Pathogenese, Intensivtherapie und chirurgischer Behandlung von intraabdominellen Infektionen statt. Die wichtigsten Vorträge liegen nun als Zusammenfassung vor und bilden das Grundgerüst dieses Buches. Nach Einführung in das Thema (Geschichtliches, Anatomie, Pathophysiologie) werden die mikrobiologisch-immunologischen Grundlagen der Peritonitis vor dem Hintergrund aktueller Erkenntnisse behandelt und die Möglichkeiten der medikamentösen Therapie differenziert und kritisch dargestellt. Hinweise zur Problematik dieser Therapie (z. B. massenhafter Anfall von Endotoxin) fehlen ebensowenig wie das Aufzeigen zukünftiger adjuvanter Strategien (Applikation von Komplement und Radikalenfänger).

Zum Thema der nekrotisierenden Pankreatitis wird beispielhaft das operative Konzept zweier Zentren vorgestellt (kontinuierliche Bursa- und programmierte Etappenlavage), deren sehr gute Ergebnisse den heute erreichbaren Stand in der Behandlung dieser schweren Erkrankung widerspiegeln. Mit dem Bericht zur Plasmaaustauschbehandlung wird ein neues, konservatives Prinzip in der Behandlung der nekrotisierenden Pankreatitis vorgestellt. Ein gesondertes Kapitel ist den Pertonitis-Scores und deren Problematik gewidmet. Ihre Anwendung wird für die Teilnahme an wissenschaftliche Studien empfohlen. Ein Großteil der Beiträge widmet sich der Darlegung heute gültiger Vorstellungen der durch Endotoxinfreisetzung ausgelösten immunologischen Vorgänge. Die daraus gezogene Forderung nach Eliminierung der Endotoxine findet in allen therapeutischen Beiträgen des Buches ihren Niederschlag. Die chirurgischen Konzepte in der Behandlung der schweren Peritonitis (geschlossen/offen; kontinuierliche/Etappen-Spülung) werden durch Studien der jeweiligen Zentren belegt. Ausführlich und reich bebildert wird die «offene dorso-ventrale Intervalltherapie mit Taurolin» zur Behandlung der schweren Peritonitis vorgestellt. Ein Behandlungskonzept, daß für sich in Anspruch nimmt, eine praktikable Synthese neuester pathophysiologischer Erkenntnisse mit den bekannten chirurgischen Prinzipien sowie den Vorteilen verschiedener adjuvanter Strategien zu verwirklichen.

Trotz der Heterogenität der Arbeiten bleibt gemeinsamer Nenner aller Behandlungsstrategien die Anwendung der Prinzipien der septischen Chirurgie (Herdsanierung, Spülung, Abfluß) sowie die Anerkennung der 3 Säulen der Peritonitisbehandlung (Chirurgie/Intensivmedizin/Antibiotika). Diesen kann nun als 4. Prinzip die Endotoxin-Neutralisation hinzugefügt werden. Die Wege zu diesen Zielen, so zeigt das Buch, sind vielfältig, die Ergebnisse noch uneinheitlich; hier ist vieles im Fluß. Dennoch konnte mit der konsequenten Anwendung, der dargelegten Therapiestrategien die Letalität der schweren sekundären Peritonitis von 60% zu Anfang dieses Jahrhunderts auf 20% gesenkt werden. Den Herausgebern kommt der Verdienst zu, den verschiedenen aktuellen Therapiemodalitäten ein Forum geboten zu haben. Damit ist es ihnen in vorbildlicher Weise gelungen, eine Standortbestimmung des aktuellen Wissens über schwere intraabdominelle Infektionen vorzulegen.

Das 246 Seiten starke Buch ist solide gebunden. Die nach jedem Beitrag angegliederte Literaturangaben sind ausführlich und ermöglichen den schnellen Zugang zu maßgeblicher Literatur. Ein einheitlicher Stil ist, durch die Anlage des Buches als Zusammenschau, nicht erreicht, so daß es zu Wiederholungen kommt. Auch entspricht die Qualität der mit wenigen Ausnahmen schwarzweißen Illustrationen nicht ganz den Erwartungen des heute verwöhnten Lesers. Das Preis/Leistungs-Verhältnis ist dennoch als angemessen zu bezeichnen.

Der mit dieser Krankheitsentität konfrontierte Arzt findet hier eine ausführliche Darstellung des heutigen Forschungsstandes in der Pathophysiologie sowie eine Gegenüberstellung des gesamten Repertoires der intensivmedizinisch-chirurgischen Therapie. Es ist all jenen zu empfehlen, die sich an der interdiziplinären Behandlung dieses schweren Krankheitsbildes beteiligen.

M. J. Wagner, München

Checkliste Organtransplantation

Herausgeber: *S. Largiadèr*
Thieme, Stuttgart, 1996
Etwa 240 S., 37 Abb., flexibles Taschenbuch, DM 58,–
ISBN 3-13-1020-318

Checklisten sind modern geworden. Vom Konzept her sind sie Informations- und Nachschlagewerke für die Klinik, in handlicher Form und immer dem neuesten Wissensstand angepaßt. Man findet keine Forschung und keine Literaturdiskussionen. Die Checkliste Organtransplantation enthält drei Teile: Teil 1 behandelt die Grundlagen und die allgemeingültigen Vorschriften (grauer Balken). Teil 2 beschreibt für jedes Organ separat die Grundkrankheiten, Indikationen zur Transplantation bis hin zu den Resultaten (blauer Balken). Im dritten Teil finden sich kurz gefaßte Vorschriften über die Techniken der heute klinisch durchgeführten Organtransplantationen (roter Balken). So finden sich auf knapp 250 Seiten die Grundlagen, die Techniken und die Nachbehandlung der Patienten bei Transplantation von Herz, Lunge, Herz und Lungen en bloc, Leber, Pankreas, Dünndarm, Viszerolorganen en bloc, Nieren. Dieses handliche Büchlein ist gedacht für jeden, der Patienten vor, während und nach einer Transplantation betreut, also für Ärzte, Studierende, Koordinatoren/-innen, Angehörige der Pflegeberufe, für die Helfer in den Laboratorien, interessierte Juristen und Theologen sowie auch Ethikkommissionen. 26 Mitautoren, ausschließlich Fachleute, die im Transplantationswesen an vorderster Front arbeiten, haben ihre persönliche Erfahrung mit eingebracht. Diese Checkliste kann jedem empfohlen werden, der sich mit der Transplantationsmedizin befaßt.

H.-M. Becker, München